病棟マネジメントに役立つ！
みんなの看護管理

任 和子
京都大学大学院 教授

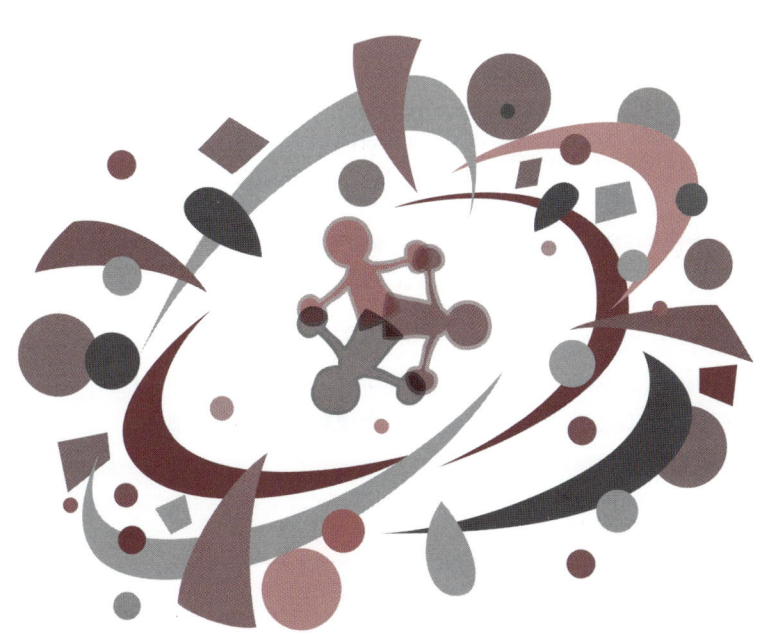

南江堂

執筆者一覧

● 編　集

　任　　和子　　にん　かずこ　　京都大学大学院医学研究科・教授

● 編集協力

　浅香えみ子　　あさか　えみこ　　獨協医科大学越谷病院・看護副部長

● 執　筆（執筆順）

任　　和子	にん　かずこ	京都大学大学院医学研究科・教授
内田　宏美	うちだ　ひろみ	天理医療大学・医療学部長
松原三智子	まつばら　みちこ	北海道科学大学保健医療学部看護学科・教授
藤野　祐美	ふじの　ゆみ	株式会社Y'sオーダー・代表取締役
八幡紕芦史	やはた　ひろし	アクセス・ビジネス・コンサルティング株式会社・代表取締役／特定非営利活動法人国際プレゼンテーション協会・理事長
中島美津子	なかしま　みつこ	東京医療保健大学東が丘・立川看護学部／大学院看護学研究科・教授
山中　寛惠	やまなか　ひろえ	京都大学医学部附属病院・副看護部長
勝山貴美子	かつやま　きみこ	横浜市立大学医学部看護学科・教授
山田　　亮	やまだ　りょう	家事ジャーナリスト・楽家事ゼミ主宰
浅香えみ子	あさか　えみこ	獨協医科大学越谷病院・看護副部長
縣　美惠子	あがた　みえこ	日本大学医学部附属板橋病院・看護師長
大﨑千恵子	おおさき　ちえこ	昭和大学藤が丘リハビリテーション病院・看護次長
藤原　瑞枝	ふじわら　みずえ	医療法人財団パルモア病院・看護部長
西村　路子	にしむら　みちこ	滋賀医科大学医学部附属病院・副病院長兼看護部長
嶋野　玲子	しまの　れいこ	京都大学医学部附属病院・副看護部長

はじめに

　医療現場で起きるさまざまな問題は，それぞれの立場の看護職を大いに悩ませます．目標設定と評価，現状分析，モチベーションや人間関係，毎日のタイムマネジメント，人材育成，ワークライフバランスの達成など，課題は山積しています．これらを一気に解決する魔法のような特効薬はなさそうですが，乗り切り方のカギが「マネジメント」方法にあることが，最近，知られるようになりました．

　本書『病棟マネジメントに役立つ！ みんなの看護管理』では，「現場で使えるマネジメント」を主軸に，さまざまな理論や看護に応用されてきている考え方・スキルを学び，今そこにある問題に結びつける方法について，できる限り具体的に示しました．そして，「みんなで取り組む」マネジメントが本書のもう1つのスタンスです．「昨日よりも今日は，もっとよい看護を実践する」ことは，看護管理者にとっても，看護スタッフにとっても，「みんな」に共通する仕事の目的です．

　また，本書はそのタイトルが示すとおり，すべての看護職に，そして次代を担う看護学生や大学院生にも手にとってほしいと願っています．看護師長や副看護師長，リーダー，認定看護師，専門看護師といった組織を動かす仕事をしている方にはとくに，すぐに役立つ情報が満載です．ぜひご活用ください．

　最後に，企画から2年近くが経過し，読者の皆様の元に本書を届けることが遅れました．すばらしい原稿を執筆してくださり，発刊を待ってくださった著者の皆様に心より感謝を申し上げます．また，ここまで粘り強くご支援くださいました南江堂の諸氏にも心より感謝いたします．

2013年4月

任　和子

目次

はじめに iii

第1章 看護の質を管理する 1

1 看護をマネジメントする .... 任 和子 2
A. 組織文化を構築する
B. 看護管理者の業務

2 看護の質を改善する .... 任 和子 5
A. 医療の質評価
B. 分布をみる
C. 業務改善と人材育成をつなぐ
D. 問題解決過程と看護管理

第2章 病棟マネジメントに役立つ理論とスキル 15

❀組織マネジメントのためのスキル 16
1 リーダーシップ .... 内田 宏美 16
2 コーチング .... 松原三智子 21
3 組織的リスクマネジメント .... 内田 宏美 26
4 変革・改革のためのスキル .... 内田 宏美 30
5 グループマネジメント .... 藤野 祐美 34
6 ミーティングマネジメント .... 八幡紕芦史 38
7 ストレスマネジメント .... 藤野 祐美 42
8 タイムマネジメント .... 藤野 祐美 45
9 FISH理論 .... 中島美津子 49
10 エンパワーメント .... 中島美津子 54
11 アサーション .... 藤野 祐美 58
12 交渉スキル .... 中島美津子 61
13 職場環境の5S .... 山中 寛惠 65
14 目標管理 .... 勝山貴美子 69

❀人材資源活用のためのスキル 75
15 キャリア発達理論 .... 勝山貴美子 75
16 キャリアパス .... 勝山貴美子 80
17 クリニカルラダー .... 勝山貴美子 84
18 ワークライフバランス .... 山田 亮 89

目次

第3章 病棟マネジメントがうまくいく20のワザ … 95

●スタッフ育成・教育にかかわる問題を解決 … 96

1 増えている中堅スタッフの離職率を下げるには？ ……… 浅香えみ子 … 96
　ワザ 中堅看護師が離職を考える原因への対応として可能なポイントに集中的にかかわる

2 "辞めたい"という訴えにどう対応していけばいい？ ……… 縣　美恵子 … 99
　ワザ ファーストアプローチは，スタッフの気持ちを理解することから始める

3 リーダーが育たないのはなぜ？　どう育てる？ ……… 大﨑千恵子 … 102
　ワザ できないところを自覚して，繰り返しチャレンジする

4 複数のスタッフの目標管理をどう整理する？ ……… 縣　美恵子 … 104
　ワザ 組織目標から個人目標までの目標を連鎖させるしくみを作る

5 中途採用のスタッフの早い離職が多い．
　　不満・辞めたい相談にどう対応する？ ……… 縣　美恵子 … 107
　ワザ "今までの職場のやり方"から"今の職場のやり方"に置き換えるための支援が重要

6 スタッフ同士のまとまりがないのは何が原因？ ……… 藤原　瑞枝 … 110
　ワザ "まとまり"は自分たちが目指す"目標"が示されていないか，理解されていないかにある．
　　目標を示し浸透させて，みんなを導く看護師長のかかわりを振り返る

7 スタッフ間の人間関係がうまくいかないが，
　　どうマネジメントする？ ……… 藤原　瑞枝 … 113
　ワザ 自分の行動や言動に向き合い，リフレクション（経験学習）を取り入れてみる

●組織運営にかかわる問題を解決 … 116

8 さまざまな勤務形態のスタッフの役割分担を
　　うまく行うには？ ……… 山中　寛惠 … 116
　ワザ 弱みを克服して，Win-Winの関係を作る
　　―部分的な要素にとらわれずに，全体を視野に入れることで解決策が見えてくる

9 みんながんばっているのに残業時間が減らないのはなぜ？ ……… 山中　寛惠 … 119
　ワザ "人・もの・しくみ"でタイムロスを減らす
　　―職場のムリ・ムラ・ムダを見直すことで，時間が生まれる

10 組織のモチベーションアップにどのように取り組む？ ……… 西村　路子 … 122
　ワザ 今の状態を"承認"して，今よりも何をプラスすればどうなるかをイメージ化させてみよう

11 病棟内で情報の提供・活用が
　　うまくいかない時に使えるスキルは？ ……… 大﨑千恵子 … 125
　ワザ すべてのスタッフが同じ力を持っていない時は，
　　看護実践能力に応じ情報提供・活用のしくみを整える

12 OKがもらえる病棟目標って，どう立てればよい？ ……… 西村　路子 … 128
　ワザ 組織（看護部）目標と部署目標と個人目標が連鎖していること．
　　評価を見据えた目標を設定しよう

13-① なかなか解決しない病棟問題，どう取り組む？
　　①医療事故 ……… 山中　寛惠 … 132
　ワザ "人"への対応をやり尽くしても解決しない時，"人"以外に目を向けてみる
　　―発生したインシデントの原因構造を再チェックし，確実なものを見つけてみよう

13-② なかなか解決しない病棟問題，どう取り組む？
　　②感染のアウトブレイク ……… 浅香えみ子 … 135
　ワザ 感染対応を業務実践から成長機会へと読み替え関心を高める．
　　興味と関心を持たせ，やれる気にさせ，やってよかったと思わせる

目次

14 面接・面談をうまくこなして満足度を上げるには？ ……… 西村　路子 ……… 138
　ワザ　面接・面談に備えて，演出をしよう．看護師長はディレクター

15 医師との関係性の悪化，何が原因？　どう対応？ ……… 大﨑千恵子 ……… 141
　ワザ　起こっている現象に目を向けるのではなく，その先にある1つのゴールを共有しよう

16 ミーティングやカンファレンスが機能しないのはなぜ？
　　 どうすればうまくいく？ ……………………………………… 山中　寛惠 ……… 143
　ワザ　"出席するだけ"から，真に実のある会議に変えてみる
　　　　―会議の目的を明らかにして，量（人数・時間）に頼らない運営をしよう

17 スタッフの研修・会議・看護研究が増えているが，
　　 業務内にどう組み込む？ …………………………………… 嶋野　玲子 ……… 145
　ワザ　忙しい業務を見直し，自己完結の業務から補完のしくみを作ろう

18 チーム医療としての専門職の介入にどう身構える？ ……… 嶋野　玲子 ……… 148
　ワザ　チーム医療のキーパーソンである看護師が，多職種を巻き込んで
　　　　患者中心の看護を提供しチーム医療の成果につなげよう

19 専門職のスタッフをどうマネジメントする？ ……………… 浅香えみ子 ……… 151
　ワザ　個々の専門職スタッフが，依頼された役割遂行を"組織に役立っている"と実感できるように
　　　　誘導する―自分の活動条件を納得させるサポート

20 ベッドコントロール交渉が
　　 ストレスにならないよう行う方法は？ …………………… 嶋野　玲子 ……… 154
　ワザ　失敗を恐れず，看護の視点で積極的に提案して，双方が納得して妥結することを習慣化する

Tips

コーチングを扱う対象について ……………………………………… 松原三智子 ……… 25
権威勾配（authority gradient） ……………………………………… 内田　宏美 ……… 28
ボスマネを身につける！ ……………………………………………… 藤野　祐美 ……… 37
伝わりやすい3つの話 ………………………………………………… 八幡紕芦史 ……… 41
看護に役立たないものはない！ ……………………………………… 中島美津子 ……… 51
フィードバックの大切さ ……………………………………………… 勝山貴美子 ……… 78
宴会記録を作ろう ……………………………………………………… 山田　　亮 ……… 93
成熟した組織文化を創る ……………………………………………… 縣　美惠子 ……… 101
待つということ ………………………………………………………… 藤原　瑞枝 ……… 112
『business Think―仕事で成功する8つのルール』 ……………… 山中　寛惠 ……… 121
看護管理者にとって役立つ2つの言葉 ……………………………… 西村　路子 ……… 124
『パフォーマンス・マネジメント―問題解決のための行動分析』 … 大﨑千恵子 ……… 127
成功した起業家の名言 ………………………………………………… 西村　路子 ……… 131
会話を増やす工夫 ……………………………………………………… 浅香えみ子 ……… 137
日本人のスペシャリスト32人が語る「やり直し，繰り返し」 …… 嶋野　玲子 ……… 147

索　引 …………………………………………………………………………………………… 157

第 1 章
看護の質を管理する

第1章 看護の質を管理する

1 看護をマネジメントする

A. 組織文化を構築する

　看護管理者の役割は，看護の対象となる人々に質の高いケアを届けることにある．そしてそれは，看護職員へのマネジメントを通して実践される．

　このことを，ナイチンゲールは，「責任を引き受けた者は誰でも，（この当然なことを私自身がいつもするようにするためにはどうしたらよいのか，ではなく）この当然なことがいつもなされているようにするために私はどのような手段を講じたらよいのか，という単純な疑問をいつも頭にいれておくがよい」[1]「"責任を持つ"とは，あなた自身が適切な処置をとるだけではなく，ほかの誰もがそうするように見届けること」[2]というように，説明している．

　この「当然なこと」や「適切な処置」というのは，どのようなことをさすのであろうか．たとえば，ヘンダーソン[3]のいう，「必要なだけの体力と意志力と知識とを持っていれば，援助を得なくてもできるであろう行動を援助する」ことはその1つであろう．清潔な環境を整えたり，食事や排泄することを援助し，セルフケアを促すことは，一見，誰にでもできることに見える．しかし，東日本大震災での被災地での看護職の活動をみるとき，それがたやすいことではないことが改めて明示されたように思う．いつものように1日の生活が流れる，その当たり前の日常の営みそのものが，その人らしさだからである．

　医療設備が整った急性期病院においても，当たり前の日常の営みを支えることは看護職員の仕事の大部分である．たとえば，輸液ポンプを使用して点滴をしている患者がトイレ歩行をする際には，輸液ポンプを点滴台のどこに設置するかを調整し，持ち手を最適な場所にとりつけ，注意点を患者に説明する．このように，少々不自由でも，その人ができる限り「いつものように」歩けるように援助する．人工呼吸下の患者に気管内吸引する際に，酸素化が十分に行われるように行うこともその1つである．医療ニーズを抱えたまま退院する患者には，今までとは異なる身体の状況で，自宅で生活することを患者とともにイメージし，できるだけその人らしく生活できるように，治療内容をも調整することがある．医療の高度化と患者の高齢化が進展する現代では，当たり前の日常の営みが日々流れるように支援する看護が，ますます求められている．

　その人らしさを尊重したケアは，患者のある時点での身体状態や精神状態あるいは社会環境によって異なるであろうし，患者の生活習慣や生まれ育った環境，価値観によっても異なる．そればかりではなく，それぞれの看護職員の持つ看護観によってケアは創り出される．このような看護職員の看護観が集まって組織風土が形成される．すなわち，組織の構成メンバーである看護職員の間に，看護に対する考え方が共有される．さらに，このように共有された考え方は，OJT（On the Job Training）で教育されたり，看護計画に反映され，組織文化として言葉として共有される段階になる．

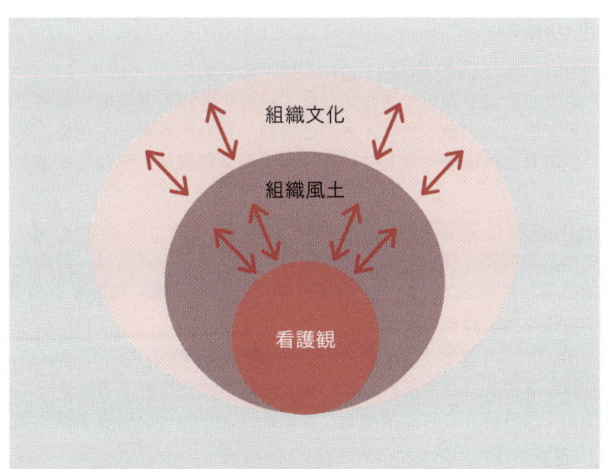

図1　組織風土と組織文化

　ナイチンゲールは，看護管理者の役割として，組織風土を創り，さらには組織文化を構築するのだといっているのではなかろうか．組織の構成メンバーである看護職員の看護観は組織風土に影響し，組織風土は組織文化のもとになる．同時に，組織文化は組織風土を創り，看護職員の看護観に影響を及ぼす（**図1**）．新人看護師はとくに強く職場の組織風土の影響を受けるであろう．さらに，新人看護師であっても中堅看護師であっても，自分の看護観と合わなければ，それは大きなストレスになるし，離職の原因にもなる．

B. 看護管理者の業務

　看護職の職能団体である公益社団法人日本看護協会は，1995年に看護職の責務を明示した「看護業務基準」を発表し，その後2006年，2016年，2021年に改訂されている[4]．看護業務基準（2021年度版）は，「看護実践の基準」と「看護実践の組織化の基準」の2つで構成されている．看護管理者の責務である「看護実践の組織化の基準」を**表1**に示した．
　2-1には，看護業務が継続的かつ一貫性のある看護を提供するためには組織化された看護職の集団が必要であること，また，組織は理念を明示する必要があると書かれている．そのうえで，2-2には，組織化と運営は看護管理者によって行われるものと定められている．以降，2-3〜6には，看護管理者の業務について「良質な看護人を提供するための環境整備」「資源管理」「看護実践の評価と質保証」「教育的環境の提供」であるとしている．
　これらの4つの看護管理者の業務において，問題を設定し，現状を望ましい状態へと変化させるために，計画を立て実行し，評価し，さらに改善をしていくことが看護をマネジメントすることである．

第1章　看護の質を管理する

表1　看護実践の組織化の基準

2-1	**看護実践は，理念に基づいた組織によって提供される** 継続的かつ一貫性のある看護を提供するためには，組織化された看護職の集団が必要である．看護実践を提供する組織は，運営するための基本的考え方，価値観，社会的有用性を理念として明示する必要がある．その理念は，本会や国際看護師協会が示している看護職の倫理綱領，そして所属機関や施設等の理念と矛盾してはならない．
2-2	**看護実践の組織化並びに運営は，看護職の管理者によって行われる** 継続的かつ一貫性のある看護を提供するための組織化並びにその運営は，最適な看護を判断できる能力を備え，看護実践に精通した看護職で，かつ，看護管理に関する知識，技能をもつ看護職の管理者（以下，「看護管理者」という）によって行われる．
2-3	**看護管理者は，良質な看護を提供するための環境を整える** 看護管理者は，良質な看護を提供するために必要な看護体制を保持する．さらに，看護職及び看護補助者が十分に能力を発揮して働き続けられる環境とその責務にふさわしい処遇を整える．
2-4	**看護管理者は，看護実践に必要な資源管理を行う** 看護管理者は，看護を提供する組織が目的を達成するために，必要な人員，物品，経費，情報等の資源を確保し，時間を管理して，それらを有効に活用する責任を負う．
2-5	**看護管理者は，看護実践を評価し，質の保証に努める** 看護管理者は，看護を提供する組織の目的に即して，看護実践を評価する体制や仕組みを整え，常に質の保証と向上に努める．
2-6	**看護管理者は，看護実践の向上のために教育的環境を提供する** 看護管理者は，看護職の看護実践能力を保持し，各人の成長と職業上の成熟を支援するとともに，看護を提供する集団の力を高め，看護を必要とする個人，家族，集団，地域等に貢献するための教育的環境を提供する．

（日本看護協会（編）：看護に活かす基準・指針・ガイドライン集2021，5，6頁，日本看護協会出版会，2021）

●引用文献

1) フローレンス・ナイチンゲール：看護覚え書き―本当の看護とそうでない看護（小玉香津子ほか訳），50-51頁，日本看護協会出版会，2004
2) フローレンス・ナイチンゲール：看護覚え書き―本当の看護とそうでない看護（小玉香津子ほか訳），52頁，日本看護協会出版会，2004
3) ヴァージニア・ヘンダーソン：看護の基本となるもの　新装版（湯槇ますほか訳），11頁，日本看護協会出版会，2006
4) 日本看護協会（編）：看護に活かす基準・指針・ガイドライン集2021，3頁，日本看護協会出版会，2021

2 看護の質を改善する

A. 医療の質評価

　ドナベディアン は，「医療の質」は，「構造（structure）」「プロセス（process）」「アウトカム（outcome）」の3つの側面から評価できると提唱し[1]，現在では看護の質評価の方法としても一定のコンセンサスを得ている．表Ⅰに，3つの側面の具体的内容を示した．日本医療機能評価機構による病院機能評価など外部評価においても枠組みとして用いられるが，看護管理者も，自分の部署をこの3つの側面から評価をすることでデータが整理され，看護サービスの質改善に役立てることができる．

1 構　造

　構造は，施設・設備などの物的資源，人的資源，組織の教育研究機能である．たとえば，患者対看護師数のような量的側面や，クリニカルラダーの各段階別の看護師数のように質的側面から人的資源の質を測ることができる．

2 プロセス

　プロセスは医療がどのように提供されたかを評価する側面であり，実際の活動である．したがって，この側面を評価するには患者や家族に看護職員がどのようにケア提供しているかを確認することになる．カンファレンスでの発言や看護記録などから，間接的に評価することはできるが，その組織全体で行われている看護のプロセスを評価することはむずかしい．そこで，標準看護記録や看護基準，看護手順，マニュアルなどが整備されている

表Ⅰ 医療の質評価

構　造	ケアが提供される条件を構成する因子 　1）物的資源：施設や設備など 　2）人的資源：専門職の数，多様性，資格など 　3）組織的特徴：医師・看護師の組織，教育研究機能など
プロセス	医療がどのようにして提供されたか 　1）診断，治療，看護，リハビリテーション，予防，患者教育など，専門職による活動 　2）患者や家族などの医療への参加，医療者と患者のかかわり方
アウトカム	提供されたケアに起因する個人や集団の変化（望ましいもの，望ましくないものを含む） 　1）健康状態の変化 　2）患者または家族が得た将来の健康に影響を及ぼしうる知識の変化 　3）患者または家族が得た将来の健康に影響を及ぼしうる行動の変化 　4）医療およびその結果に対する患者や家族の満足度

（Avedis Donabedian：An Introduction to Quality Assurance in Health Care, pp.46-47, Oxford University Press, 2002より筆者翻訳）

第1章　看護の質を管理する

かを確認することで，その部署で行われる看護のプロセスを評価する場合が多い．

　たとえば輸血マニュアルがあれば，輸血の同意書取得から輸血製剤のオーダー，輸血実施時の手順，輸血開始後の観察，輸血後感染症検査まで，一連の流れを確認することができる．研究報告から推奨されるエビデンスに基づいて，それらが随時更新されていることにより，最低ラインの質の保証が確認できる．実際にそれが行われているかは，輸血療法を受けた患者の診療録をみれば，同意書にサインされているかや，輸血後の観察が決められた時間に行われたかを確認することができる．

　看護基準や看護手順，マニュアルなどは，患者や家族に見せることはあまりない．しかし，ひとたび医療事故が起こると，作業手順はそれらの中でどのように規定されているのかが問われる．10年前のマニュアルが改定もされずに放置されているようでは，組織文化が問われる．また，マニュアルが改定されているにもかかわらず，その周知がなされていなかったがために生じた医療事故であれば，やはり看護管理の責任が問われるのは当然のことである．このようにみれば，マニュアル類は，患者や家族と組織との間の約束ごとであるともいえよう．医療監視や病院機能評価などの外部評価で，マニュアル類の更新や周知について評価されるのはこのような理由からである．

　例に挙げた輸血マニュアルのように，患者に直接ケア提供する場合のマニュアルばかりでなく，看護管理上の基準や手順，マニュアルの整備も，ケアを提供する看護職員の疲労やモチベーションなどにかかわることが多く重要である．たとえば，24時間を交代制勤務する看護職の勤務表は，看護の質に直結する．同一勤務内のメンバー構成は看護力を反映する．日勤や夜勤，休日と変則する勤務シフトは，看護職員のワークライフバランスと労働安全衛生に影響し，それは看護の質にかかわるものである．昨今は，勤務表作成基準などを作成する病院も増えたが，看護師長の価値観と経験値によって決められたり，その部署の独自の方法を漫然と繰り返しているところもまだ存在するのではないだろうか．

　看護手順やマニュアルが細かく決められたり，クリニカルパスの利用により実施すべきことが規定されることで，考えて行動するトレーニングが積み重ねられない問題や，画一的な対応になるなどの批判もよく聞く．その時その場でもっとも適切な行動がとれることが重要なので，このような批判も的を射ている．一方，最低限の質保証のラインがなければ，そのラインを下回る行動を特定することはできない．さらに，暗黙知を形式知に変えるチャンスを逃し，後進はいつもゼロからのスタートをしなければならなくなる．マニュアル類がなければ，質改善，質向上に時間とコストがかかりすぎるのである．

　仮にマニュアル類があっても，その通り実施することを強制されるわけではない．たとえば，クリニカルパスや看護計画で術前患者指導をすると決まっていても，訪室した際の患者の表情がすぐれなければ，患者の抱えている心配事を聴くことが当然優先される．その結果，手術を延期することもある．アセスメントに基づいた合理的理由があれば，方法を変えることはむしろ推奨されるべきものである．

　勤務表作成基準も，病院で共通の大枠の指針として用いながら，各部署の看護の特徴や，欠員の有無や熟練度などの看護スタッフの配置状況をみて，臨機応変な対応が求められ

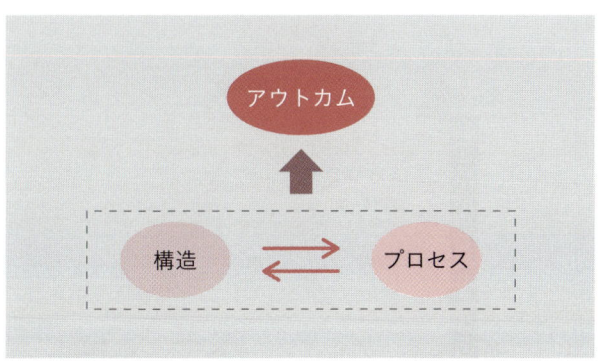

図1 構造・プロセス・アウトカムの関係

る．合理的理由を明確にし，それをスタッフに説明し，納得を得るプロセスが重要である．

短時間でもよいので，頻回にカンファレンスを開いたり，チームで話し合う時間をつくることで，マニュアル類を整備することで生じる硬直化などのリスクを最小限にできるのではないだろうか．これらはとくに，昨今の病棟における看護管理の共通の課題である．

3 アウトカム

アウトカムは，「提供されたケアに起因する」個人や集団の変化であり，望ましい変化も望ましくないものも含む．すなわち，構造とプロセスから得たものがアウトカムである．構造やプロセスと関係なく，偶然や異なる要因によって患者の健康状態が改善したものはアウトカムとはいわないのである．

アウトカムは構造とプロセスの相互作用から生まれる．そして，よい構造はよいプロセスを生み，よいプロセスはよいアウトカムを生む（図1）．アウトカムを基盤にした質評価を行い実践に生かす取り組みは，看護においてはまだ数が少なく，これからの看護管理の課題である．

B. 分布をみる

1 質改善と散布図

図2は縦軸を頻度（人数あるいは件数）とし，横軸に看護ケアの質の高低とした散布図である．この散布図から，看護ケアの質改善について，3つのポイントを設定することができる．図中では数字を入れている．1つ目として，ばらつきをなくすこと（①）である．2つ目として，平均値を上げる（②）．3つ目として，ある時点で最高レベルの看護ケア（ベストプラクティス）をさらに高い方向へ牽引することである．ばらつきをなくしても，平均値が下がるようでは，看護ケアの質は低いほうへ集約されたにすぎないので，①と②は同時に進めるほうがよいといえる．さらに，自施設でのベストプラクティスと，最新のエビデンスや他施設と比較するとその落差がわかるので，目標が明確になる．

第1章　看護の質を管理する

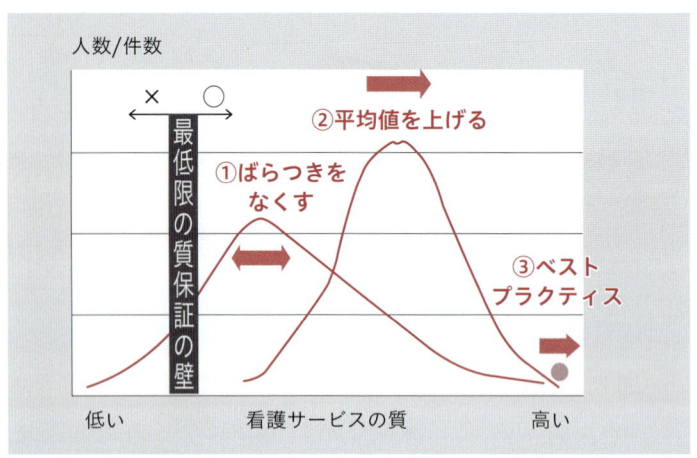

図2　質改善の3つのポイント
（長谷川敏彦：医療安全の基本概念．保健医療科学51（3），2002より改変）

2　人材育成への活用

　看護現場での人材育成を例に，この3つのポイントで対策を立ててみよう．

　まず，①ばらつきをなくすでは，「新人看護職員への重点的教育」や「看護業務手順の整備と標準化」が挙げられる．多くの病院で新人看護職員研修を行い，輸液ポンプの使い方や注射の手技を教えるのは，そのままでは最低限の質保証の壁を越えられず，医療事故を起こすことになるからである．「看護業務手順の整備と標準化」により，新人看護職員が到達するべき水準が明確になる．新人看護職員が，「夜勤に定期的に入れるようになる」ことは，一人立ちの目安となるハードルである．このハードルを越えれば最低限の質保証の壁を越えたことに近いのではないだろうか．

　続いて，②平均値を上げるでは，中堅看護師がターゲットとなる．具体的には「中堅看護師のレベルアップ研修」や「役割と連動した研修プログラム」「看護業務手順の改定」が挙げられる．多くの場合，中堅看護師は部署でもっとも人数が多く，彼らの提供する看護ケアがその部署の平均値となる．たとえば呼吸ケアや抗がん剤の静脈注射など，それぞれの部署の課題となっているケア領域にターゲットをしぼり，中堅看護師のレベルアップを意図して研修を行うことで，平均値を上げることができる．医療安全や感染対策，栄養管理など，リンクナースとしての役割を任命した中堅看護師には，その領域の知識を身につけて部署で役割を果たせるように，優先的に研修に参加させることも効果的である．また，看護業務手順を最新のエビデンスに基づいて修正し，スタッフに周知し，必要な研修を組むことも効果的であろう．

　最後に，③ベストプラクティスでは，「スペシャリストの養成と配置」「スペシャリストの横断活動とラインとの連携」「看護研究（業務改善）推進」が挙げられる．先述した看護実践の組織化の基準（4頁，**表1**）の4-5には，「専門看護師や認定看護師を登用する等，質の保証と向上のためのプログラムを持ち，常にエビデンスに基づいた活動を行う」とあ

る．スペシャリストは，何を指標にして看護の質を測定するのかを，国内外の最新の情報から検討して設定する．続いて，その指標に基づいて自施設を評価し，質向上のための計画を立て，実践する．さらに，指標そのものを同定したり，まだ開発されていないものについては研究的に取り組んでいくことが求められる．ある時点でのベストプラクティスは，次には誰もができるように標準化していかなければならない．

C. 業務改善と人材育成をつなぐ

　質改善は，終わることなく継続するものである．通常の業務を漫然と続けていたのでは，質改善はもちろんのこと，現状すら維持できず質は低下する．業務改善に取り組むことが看護管理者の日常業務となってようやく質を維持できる，ととらえたほうがよい．医療の高度化や患者の高齢化は，医療環境にきわめて大きな影響を及ぼしており，変化の激しい時代だからである．病院機能評価などの医療の質の第三者評価を受ける時や，入院基本料などの診療報酬制度の変化，あるいは看護職の離職率が急に高くなるなどの出来事があれば，大幅な業務改善を迫られることによりやっと，目に見えて質が改善するのではなかろうか．

　業務改善は看護管理者の仕事である．「いつも業務改善をしている気がする．まだ完了していないうちに次の課題がせまってくる」と感じる看護管理者は多いであろう．職位が上がるほど，仕事の範囲は広がり，多重課題となる．効果的なマネジメントのためには，1つひとつばらばらに取り組むのではなく，しくみを作ることが重要である．

　とくに，人材育成は看護の質に大きくかかわる．業務改善をして質を向上させるには，能力の高い人材が必要である．一方，業務改善に参画した経験は人を育てる．このように，業務改善と人材育成はつながっているものである．しかし，たとえば委員会活動で行われている業務改善と，看護職員の研修参加はまったく別のものとしてマネジメントしている看護管理者は思いのほか多いのではないだろうか．

　学びたい研修に参加することは，職員の自発性を引き出し，モチベーションを上げる．しかし，いくら学習してもそれを活かす場がなければ，成長にはつながりにくい．また，最新の情報を研修で得てきたとしても，1人では成果を上げることはできない．それが業務の変更につながって，チームに浸透してこそ，患者に成果をもたらすことができるのである．

　改善したほうがよいとわかっているにもかかわらず，他のスタッフにそれを実行してもらうことに困難を伴ったり，業務改善をすることができなければ，学習したことにより，理想と現実のギャップが深まり，むしろモチベーションは落ちる．役割を果たしていないという気持ちは無力感を生み，離職につながることもあろう．

　したがって，現場での人材育成は，役割，教育・研修，目標管理を柱とし，これらを意図的につなげて業務改善することが効果的である（**図3**）．

　たとえば，病棟の年度目標を立てたら，それを実現するために，必要な委員会やプロジェ

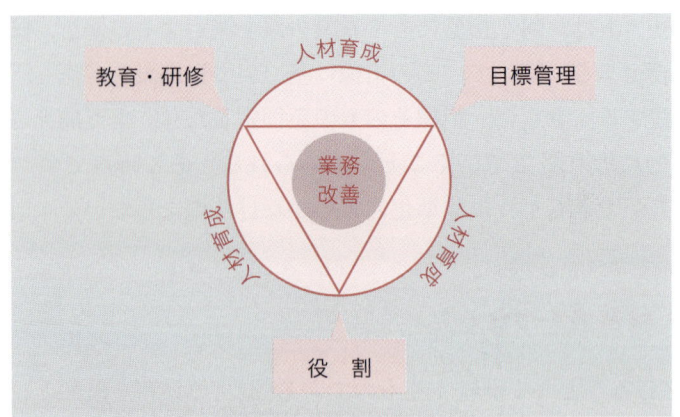

図3　業務改善と人材育成をつなぐ

クトを設定し，チームリーダーやプロジェクトリーダーなど必要な役割を決める．どの役割に誰を任命するか，おおよその構想は用意しておきつつ，まずは目標面接で個人目標をよく聞いて，構想との一致点や齟齬を明確にしながら話し合って決める．決まれば役割を遂行するのに必要な研修計画を立てるように促す．役割を担うということは，目標がはっきり示されたということであり，それを行う権限がそのスタッフに委譲されたのだということが，病棟全体で共有される必要がある．

　このように年度当初のところで十分に構想が練られ，年度計画を立てて役割分担されれば，その後は進捗管理をし，微細な変更や突発的事態に対応することに力を注げる．

D. 問題解決過程と看護管理

1　問題解決過程と看護過程

　問題解決過程における「問題」とは，望ましい状態と現状のギャップをいう．「問題」というとネガティブなイメージを抱くかもしれないが，「課題」とも言い換えることができる．このギャップの原因をよく調査・分析し，解決策を検討し，計画を立て，実行し，結果を評価することが問題解決過程である．このように聞くと，看護職なら，すぐに「アセスメント」「診断」「計画立案」「実施」「評価」で構成される「看護過程」と似ていることに気づくであろう．看護過程は問題解決過程を看護に適用したものであるから，元は同じなのである．

　看護管理者は，組織をケアする存在である．看護管理には，唯一の最善の方法や解決策はなく，その時その場での個別の判断が求められる，まさに実践の仕事である．患者をケアする時と同じように手と目を使いたいと思う．

　それでは，問題解決過程と聞いて，「それなら簡単！」と看護管理者は思えるかというとそうではない．学生時代から，かなりの時間をかけて学習した看護過程であるが，「得意だ」という人をほとんどみかけない．とくに，看護過程でむずかしいと感じるのが「ア

セスメント」と「評価」である．日本看護協会の認定看護管理者教育課程で取り組む自部署や組織の改善計画立案においても，やはり，「現状分析」と「評価指標の設定」が困難であるという声を聞く．

「評価指標の設定」は，目標を決めることである．現状が明確になれば，自ずと設定されよう．もっとも力を入れるべきは，看護過程と同様，アセスメントすなわち現状分析である．しかし，「分析」という言葉が使われると，苦手意識を持ったり，思考が止まってしまう場合があるように思う．

筆者は，ブレーンストーミングのように，枠組みをまずは横において自由な「発想」をすることと，もれやだぶりがないかを確認して「整理」することを分けて，これらを数回行き来して，現状分析をするとよいと思う．また，その間には，現場をよく観察して，時にはスタッフに質問したり，数値データをまとめてみたりする作業が欠かせない．現状分析の段階で，必要と思われることは実行してみることもある．現状分析が終わらなければ実施できないことばかりではない．すぐに解決できることはすぐに解決したらよいし，そのことで，より深く広く現状が明確になることもある．看護過程のアセスメントのプロセスと同様である．

とくに「発想」する際は，はじめから表にしようとしたり，文章を整えようとしたり，箇条書きで羅列するよりも，フセンを使ったり，マインドマップ[2]や，それを利用したカルタなどのように，色をたくさん使ったり，図を書いたりすると，思考が広がる場合がある．

また，現状分析で圧倒的に不足するのは数値データである．看護管理に必要なデータを決めて，日常から集めておき，それを使うことがこれからの看護管理には不可欠である．情報システムの電子化が進んでいるので，必要なデータがすぐに取り出せたり，見えやすい形で呈示されるように，システムを作っておくことも重要である．

「看護過程は，看護師が看護実践を系統的・計画的に"看護師らしく考える"ために，まず，学ばなければならないツールである」[3]とアルファロは述べている．看護管理者の研修で改善計画立案をする際に，多くの看護管理者が「これほど詳細に四方八方から現場を観察したり，事象をデータで確認して，現状を分析したことはなかった」という．日常の看護管理では，起こった問題を差し当たり一時的に解決しているのが実状で，系統的・計画的に管理を行う機会は実は少なく，年度目標を立てる時に考えるくらいなのかもしれない．

看護管理者らしく考えるために，問題解決過程を再びツールとして使ってみてはどうであろうか．

2 問題解決過程とPDCAスパイラルアップ

問題解決過程とよく似たものに品質管理で使われる「PDCAサイクル」がある（図4）．PDCAはマネジメント手法の1つである．Plan（計画）→Do（実行）→Check（評価）→Action（改善）のサイクルを回していくことで，継続的に質を改善してアウトカムを

第1章 看護の質を管理する

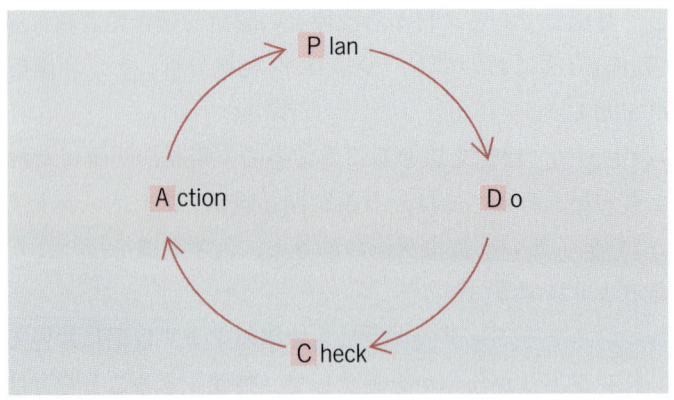

図4　PDCAサイクル

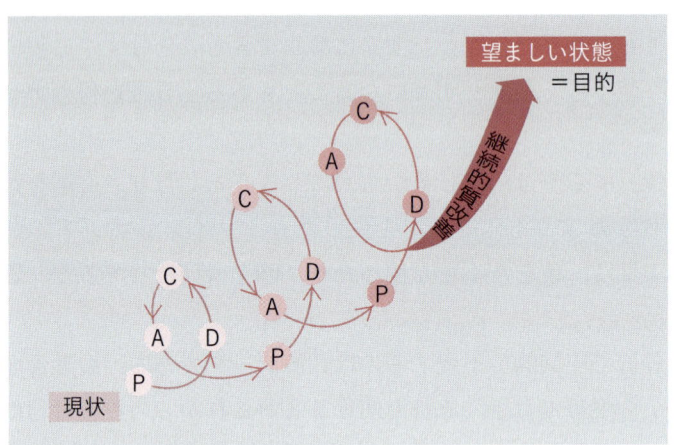

図5　PDCAスパイラルアップ

出す．最後のAction（改善）では，当初のPlan（計画）を継続して定着させるのか，修正するのか中止するのかを決定し，次のPlan（計画）へとつなぐ．このように，PDCAサイクルを繰り返して，継続的に質を向上させていく．これはPDCAスパイラルアップとよばれる（**図5**）．

たとえば，「日勤の残業時間を減らす」という目標が立ったとしよう．Planでは，「何を」「誰が」「いつまでに」「どうやって」を明確にして計画を立てる．まさに看護過程の「計画立案」である．そして，実行し，目標に到達したかどうかをプロセスを含めて評価し，プロセスに改善すべき事項はないかを洗い出して，それらを踏まえたうえでさらなる計画を立てる．これを繰り返すのが，PDCAサイクルである．

さて，「日勤の残業時間を減らす」という目標の例を挙げたが，これは何のためなのだろうか．この目的が明確でなければ，看護職員が「15時以降に出た指示は受けない」あるいは「15時以降はベッドサイドに行かない」などという計画もありうることになる．このような極端な例だと誰しもがおかしさに気づくであろう．ここまでではないにしろ，

業務中心性があまりに強く，患者中心性が損なわれるような業務改悪をしてしまうことは多々ある．

このような事態を回避するには，目的と目標の違いを知っておくとよい．この例では，「よりより看護をするために，職務満足度を上げる」ことが目的であり，「日勤の残業時間を減らす」ことが目標である．

先にも述べたように，問題とは，望ましい状態と現状のギャップである．望ましい状態は，目的とも目標とも言い換えることができる．目標は，「到達目標」という表現も可能なように，明確なゴールがある．一方，目的は，望ましい姿をイメージすることはできるが，目標ほど明確にゴールを設定することができないものといえる．1つの目標に到達すれば次の目標へとどんどんレベルを上げていき，目的に向かっていく．目標に到達するために目的があるのではなく，より高次を目指していくために目的はある（図5）．

3　看護観を自らに問う

看護管理者として，どのような目的を持って部署を運営するかをイメージすること，そしてそのイメージを言葉にし，スタッフと共有しながら，問題解決にあたることが，看護の質をマネジメントすることである．

筆者は，「看護師長になったらまず考えること」として，以下に挙げた3つを提案してきた．自分の看護としてのものの見方・考え方や，大事にしている「看護観」は何なのか．この視点を基準にして任された病棟を観察すれば，何を変革する必要があるかは自ずと見えるからである．

●看護師長になったらまず考えること
　1．「質の高い看護」とは？
　2．「質の高い看護」を患者に届けるために必要なことは？
　3．届けられた「質の高い看護」は患者に何をもたらすか？

看護観というと，得てして抽象度が高くなりがちだが，このように現場に則して考えれば，現状と望ましい状態（目的）のギャップが明確になる．昇任時ばかりではなく，ベテラン看護師長にも，異動の時や数年ごとの節目でぜひ自らに問うてみてほしい．

●引用文献
1) アベディス・ドナベディアン：医療の質の定義と評価方法（東　尚弘訳），NPO法人健康医療評価研究機構（iHope），2007
2) トニー・ブザンほか：新版 ザ・マインドマップ（近田美季子訳），ダイヤモンド社，2013
3) ロザリンダ・アルファロ-ルフィーヴァ：基本から学ぶ看護過程と看護診断，第7版（本郷久美子監訳），6頁，医学書院，2012

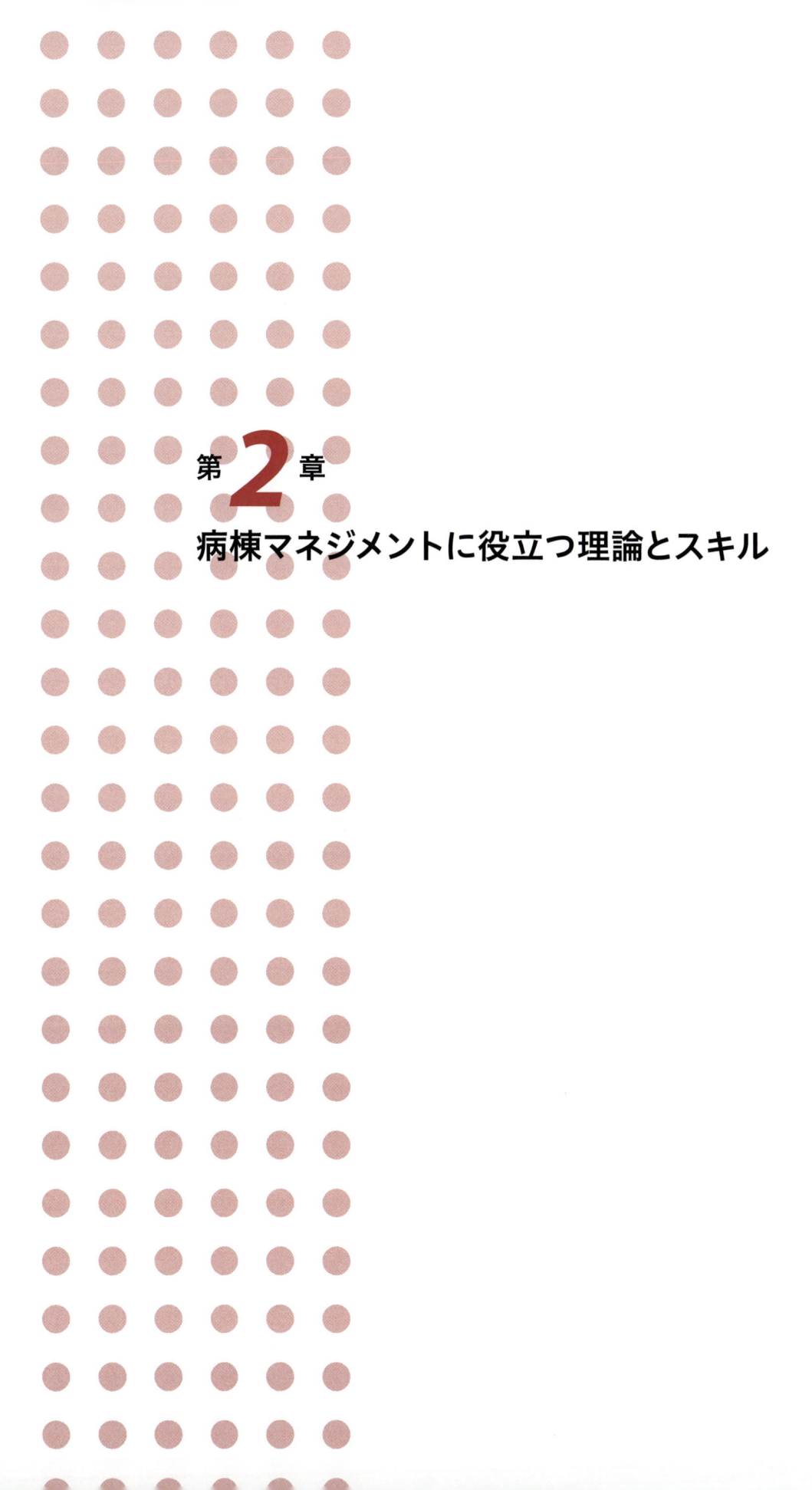

第2章 病棟マネジメントに役立つ理論とスキル

第 2 章 病棟マネジメントに役立つ理論とスキル

組織マネジメントのためのスキル

1 リーダーシップ

A. リーダーシップとは

1　リーダーシップ神話は本当か

　"○○には強いリーダーシップを期待する云々……"は，困難な状況を打開できない時にリーダーに対してわれわれが使う常套句である．リーダーシップという言葉は，通常，"強い"という形容詞とセットになった意味で用いられる．"強い"リーダーのイメージは，人民を率いて戦ったゲバラのような革命家や，大きな企業を創成し世に貢献した松下幸之助や本田宗一郎などのように，カリスマ的なリーダーと結びついて語られることが多い．しかし，このようなカリスマ性を持つリーダーによるリーダーシップの発揮が，必ずしも良い状況にいたるわけではないことは，歴史が物語るとおりである．ヒットラー然り，スターリン然りである．一方，結果的に社会の流れを変えるほどの影響力を及ぼした多くの偉人がいる．ガンジーやマザー・テレサがその例である．彼らが，「俺様に付いて来い」的な"強い"リーダーシップを発揮した形跡は見当たらない．しかし，多くの人々がその在り様に共感し，自ら追従したことで，社会に大きな変革をもたらした．その影響力は計りしれない．静かだが，これほどまでに"強い"リーダーシップが現に存在する．われらがナイチンゲールは，強い意志を持ち，並はずれた行動力の人であり，カリスマ性のあるリーダーであったことは確かであるが，決して独裁者ではなかった．人々の健康生活を支援する行動は献身的で，マザー・テレサにつながるものがある．

　このように，リーダーシップとは，"強い"の意味や"強さ"の立ち現れ方が一様ではなく，実に複雑な現象である．マネジメントという概念を生み出したドラッカーは，優れたリーダーにカリスマ性は無用であり，生まれながらのリーダー的資質は存在しないと断じている．カリスマ性に頼りすぎる組織は破滅に向かうことを歴史が検証しているからである．力にもの言わせて強引に人々を牽引し，集団をコントロールするようなリーダーのイメージは，われわれが勝手に描いたステレオタイプにすぎないということは確かである．もし，そのようなリーダーの出現を待望しているとしたら，その組織や集団は，かなり危ない状況にあると言っても過言ではあるまい．

2　リーダーシップの本質―リーダーシップはフォロワー次第

　では，リーダーシップとは何であろうか．社会学中辞典によると，リーダーシップは，「集団の成員が自ら進んで集団の活動に参加して集団の目標達成に貢献するように誘導し，しかも成員相互の連帯性を維持させるような，集団生活における本質的な機能の1つ」

であり，「その機能の遂行を被指導者の自発性に期待するもの」と定義されている．また，「"支配者"が代替を許さないことに対して，リーダーは，状況によって交代可能な存在である」ともされている．つまり，リーダーシップとは，支配者によって集団が強制的な力でコントロールされる現象ではなく，また，リーダーが自ら作り出すものでもない．そもそも付いてくるメンバーの存在なしには，リーダーシップは存在しえないということである．メンバーがリーダーの影響力を受け入れ，自ら集団の活動に参加することによって生じてくるものがリーダーシップなのである．つまり，リーダーシップとは，集団や組織における活動を促進するように，あるメンバーが他のメンバーに与える影響力であり，集団の中でリーダーとフォロワーが相互に作用し合い依存し合うときのパターンであるといえる．

　リーダーシップが集団の力学の中で生じるものであるとすれば，それは，集団の状況によって，誰でもがリーダーになる可能性があるということでもある．では，実際の現場で，リーダーシップはどのように立ち現れるのであろうか．組織の中では，通常，上位の管理的な地位にある人がリーダーシップを発揮するものだと思われている節がある．しかし，地位そのものがリーダーシップを表しているわけではない．メンバーに当てにされているわけでもなく，名前だけのマネージャーもいるし，逆に，状況に応じた効果的なリーダーシップ行動によって，名実ともに優れたマネージャーたり得る場合もある．リーダーシップはフォロワーに対して影響力がはたらくことであるが，地位に伴う権力にフォロワーがやむなく従う状況であれば，それをリーダーシップとはいわない．フォロワーが，自然に無理なくその影響力に同調しようとする時，そこにリーダーシップが成立するのである．集団の構成員が"われわれ意識"を持って共通の課題に向かっていこうとしている時，それを牽引したり後押ししたりすることに献身するメンバーに対して，他のメンバーがリーダーシップを感じるのである．このことは，裏を返せば，フォロワーにも主体性や自律性がなければ，良きリーダーシップは存在しえないということでもある．偉業を成し遂げたリーダーを展望することも大事だが，リーダーシップは集団生活を営むわれわれの日常の中にあり，状況次第で誰でもがリーダーシップを発揮し得ることを忘れてはならない．

B. 看護管理に活かすリーダーシップ論

1　リーダーの資質

　「リーダー＝カリスマ」ではなく，また，リーダーシップは状況次第，フォロワー次第ということになると，リーダーに求められる特性は存在しないことになるが，果たしてそうであろうか．かつてのリーダーシップ研究は，リーダーに焦点が当てられており，リーダーの性格やパーソナリティの特性についてさまざま検討されてきたが，結局，リーダーを特徴づける特性は見出されていない．現在では，リーダーシップを規定するのはリーダーの持つパーソナリティの特性ではなく，その時々の集団の状況に負うところが大きいと結論づけられている．しかしその一方で，組織や集団の目標達成に貢献するリーダーには，

自信と意欲があり，意志を統制でき，良心的で，社交性や活発さ，共感性を持っていることが見出されている．これらは，元々の性格特性というより，その人が培ってきたポジティブな行動のパターンであり，グローバル化の進んだわれわれの社会で，好ましさや信頼の証として受け入れられている態度・行動様式である．少なくとも，集団のメンバーに安心感や信頼感をもたらす態度や行動がとれることは，リーダーにとっての重要な要件といえるだろう．人物より行動様式がものを言うということである．

ドラッカーは，「リーダーシップとは神秘的なものではなく，平凡で退屈なものであり，その本質は行動にある．それは，集団をより良い方向へ導くための行動手段であって，リーダーシップを身につけること自体が目的化してはいけない」とし，「優れたリーダーは，責任を自分で負い，部下に存分に仕事をさせ，彼らを誇りに感じ，部下に成功させた自分の成功を誇りに思う」とリーダーの心構えを示している．そして，リーダーのもっとも重要な要件は，"信頼が得られる人物である"ことだとしている．結局，集団に良い影響をもたらしたことによって，メンバーに"信頼された人"が，結果的に集団のリーダーたり得るということである．

2　効果的なリーダーシップのタイプ

リーダーシップが集団の状況やフォロワー次第ということになると，当然のことながら，効果を発揮する望ましいリーダーシップのあり方も，変化する組織や集団の状況に応じたものにならざるを得ない．リーダーシップの類型はさまざまあるが，リーダーシップの特徴をうまく捉えたマクロ的類型として，民主型，専制型，自由放任型の3タイプがある．

メンバーが協働して自律的・主体的に課題に取り組んでいる状態が，組織や集団の望ましい姿であると想定される．そういう成熟した組織や集団においては，個々のメンバーは自律性が高く，主体的に課題に向かう態度があり，かつ，課題を解決するための能力を備えており，実際に課題解決のための行動がとれていると考えられる．このような集団の更なる発展を方向づけるために必要なリーダーシップは，民主型リーダーシップである．民主型リーダーシップは，長期的にみて，もっとも集団の成長を促進し，集団の生産性を高めるリーダーシップのタイプだとされている．

他方，自由放任型リーダーでは，メンバーの行動を統制することがむずかしい．逆に，専制型のリーダーの元では，フォロワーの自律性や主体性は抑圧され，個々のメンバーの成長が妨げられる．その結果，集団の力は脆弱化していくであろう．しかし，メンバーの能力が未熟であったり，集団が危機的状況におかれていたりする場合には，カリスマ性のあるリーダーによる専制型リーダーシップが，短期的には有効であるとされている．同じタイプのリーダーシップが，状況次第で吉と出たり凶と出たりするわけである．リーダーシップは人物ではなく，行動様式がものを言う．集団の状況に応じて，もっとも効果的なリーダーシップの行動様式を自在に使い分けることができれば，より合理的に課題を達成することができるはずである．状況を見極め，状況に応じたリーダーシップを発揮できる

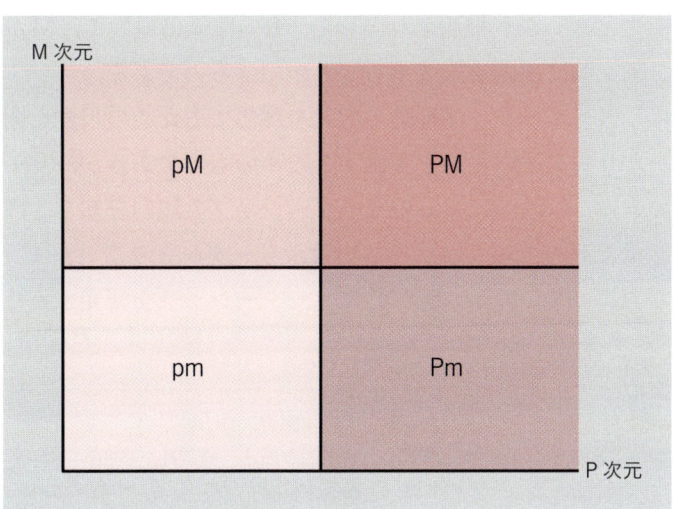

図1 リーダーシップPM 4類型

ことは，リーダーに必要な能力であるといえよう．

3 リーダーシップ論の王道（PM理論）

　リーダーシップのマクロ的類型に対して，仕事中心-情緒中心，生産中心-従業員中心などの類型は，小集団でのリーダーシップをタイプ分けするミクロ的類型である．しかし，このような二者択一の類型では，リーダーシップのタイプを十分に説明するのは困難である．なぜなら，実際には，「仕事中心」と「情緒中心」のリーダーシップは，分離して存在するものではなく，両者の性質は1つの行動に包含されているからである．

　三隅は，目標達成や課題解決に関するP（performance）行動と，集団の維持に関するM（maintenance）行動の2つのリーダーシップの次元について，PもMもともに大であるPM型，Pは大であるがMは小であるPm型，Mは大であるがPは小であるpM型，PもMも小であるpm型の4つの類型を提示した（図1）．そして，4つのタイプのリーダーシップによる集団の生産性と満足度を比較した．その結果，生産性においては，PM型がもっとも高く，次いでPm型，pM型，pm型であった．メンバーの満足度がもっとも高かったのもPM型であり，次いで，pM型，Pm型，pm型であった．すなわち，生産性とモラールに対してもっとも適したリーダーシップは，P行動が単独の時でもなく，M行動が単独の時でもなく，P行動とM行動が相乗作用した時であることが明らかとなったのである．

　pM型よりPM型のほうがメンバーの満足度が高いという結果は意外であるかもしれない．三隅は，M行動はそれ自身の単独の機能としては生産性を上げる力は弱いが，P行動に対して触媒的効果を発揮することで満足して働ける状況を作り出すのではないかと推測している．P行動のみの圧力だけでは生産性を上げることには限界がある．一方，和気あいあいと楽しく仕事をすることを大事にするMの要素だけでは，集団の期待に応えきれない．それはおそらく，どのような仕事であれ，達成への期待から，人には自然に達成意

欲が生じるからではないかと推測されている．Pの機能に対して，Mが相補的に機能することによって，効果的に課題を達成することができるのである．

　また，三隅は，リーダーシップ行動の次元を評価するための尺度を開発している．本来は，フォロワーがリーダーの行動を評価するためのものであるが，リーダーの自己評価にも大いに活用できる．管理者は自分のリーダーシップの傾向を知り，自己の中でPとMの要素をバランスよく高めていくか，あるいは，リーダーとサブリーダーとで，Pの要素とMの要素を分かち持っていくか，戦略的にリーダーシップを開発することが肝要である．

● 引用・参考文献
1) 西岡忠義，西側明和：リーダーシップの心理，大日本図書，1976
2) 三隅二不二：リーダーシップの科学　指導力の科学的診断法，講談社，1986
3) P.ドラッカー：プロフェッショナルの条件（上田惇生編訳），ダイヤモンド社，2000
4) 金井壽宏：リーダーシップ入門，日経文庫，2005
5) 久恒啓一：図解で身につく！　ドラッカーの理論，中経出版，2010

2 コーチング

A. コーチングとは

　コーチング（coaching）とは，相手のやる気や自発的な行動を促すコミュニケーションスキルである．これらのスキルは，新たに作られたものではなく，相手の能力や才能をうまく引き出す人のコミュニケーション技術を体系化したものであり，看護の分野においては特異的なものではない．コーチングの基本的なスキルは，傾聴，承認，質問，提案などであるが，他にはペーシング，アイスブレイク，フィードバック，強みを活かす，役割を交換する，視点を変える，価値観を考えるなど，100以上のスキルがあるといわれている．

　コーチングの語源は，大切なものを目的地まで送り届けるコーチ（coach）という四輪馬車に由来している．現在その人のいる場所から目標の場所まで，安全に送り届けるという意味を持つため，相手の目標達成の支援をすることにつながっている．スポーツのコーチはもとより，近年ではビジネスにおける営業成績の向上や新人教育，さらに，子育てにおける分野でもコーチングは広く活用されている．

B. 看護に用いるコーチング

　看護の中でコーチングは，主として2つの場面で活用できる．1つめは，看護師と患者間で用いられ，患者の意向に沿った在宅療養への支援場面や，生活習慣の変容に対する特定保健指導場面などで活用されている．2つめは，看護師の現任教育で用いられ，管理者や中堅者のプリセプターなどにコーチングを学んでもらい，病棟管理や新人のプリセプティの目標達成に向けてかかわる際に活用されている．

　近年，E-mailやインターネットなどの普及に伴い，人々のコミュニケーション力が低下してきていることが問題視されている．医療分野においても患者とのトラブルを避けるため，さまざまな専門職とのチーム連携を推進するためにも，コミュニケーション技術の向上は重要な課題とされる．したがって，コーチングを看護管理の中に取り入れていくことが，解決の一助につながる可能性がある．

C. コーチングのプロセス

　コーチングを行ううえでもっとも重要なことは，「コーチ」と「クライアント」の信頼関係を育む土台づくりである．これがない中で行うコーチングは，クライアントがコーチに操作されている感じを受けてしまい，うまく機能しない．したがって，コーチング（面接）を始める際には，クライアントの了解を得るとともに，今回の面接目的や目標を明確

にして行うこと，お互いの緊張を解くような環境整備が必要である．環境整備には，プライバシーが保てる部屋の確保，緊張せずに座れる位置のセッティング，相手との距離感や威圧せずに傾聴する態度などの考慮が必要である．

実際に行うコーチングのプロセスは，図1に示したとおりである．

1 現状の明確化

現状において，「できていること」「できていないこと」を明確にする．

2 目標の明確化

①目標設定

クライアントの現状をふまえて，「どのようになりたいか」の目標や理想をいくつか明確にしてもらい，その中から取り扱う目標の優先順位を決定する．決定する際には，現状や時間などを加味しながら，達成しやすい目標（たとえると登りやすい山）から進めていき，達成感をクライアントに持ってもらいながら，クライアントのやる気（モチベーション）や自己効力感を高めることがポイントである．これは，ひいては信頼関係を形成していくうえで重要な鍵となる．

②ギャップの明確化

1で考えた現状と，上記①の目標とのギャップを認識し，ギャップが生じている理由，課題，目標達成に必要な資源などを明確にする．

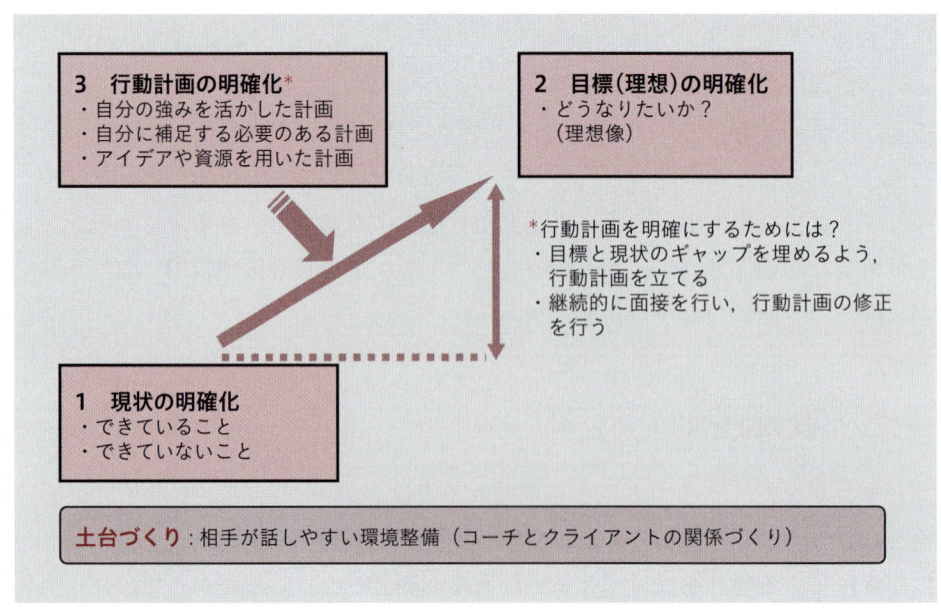

図1　コーチングの流れ

3 行動計画の明確化

①行動設定

目標に向けて具体的な行動開始の一歩を決める（いつから何を開始し，どのくらいの期間継続するのかなど）．行動計画を考える際には，現状と目標の両者のギャップを考え，「現在できている強みを活かして継続するための戦略」「理想に近づくうえで補足するための戦略」「新たな資源やアイデアを用いる戦略」などを用いて，目標に接近するための計画を立て，実施する．

②フォロー設定

その後のフォロー（次回の面接日）の日時や方法について決定する．フォローの際には，目標にどのくらい近づいているのかを確認し，効果，改善点などをクライアントとコーチが確認し合いながら軌道修正していく．また，次回フォロー日までに，目標に向けてどこまで進むかを確認しながら目標達成に向けて進んでいくイメージである．

D. 病棟マネジメントにおける活用例

プリセプターシップ3ヵ月目の効果について，看護師長のAさんと新人看護師のBさんの面接場面を想定して，コーチングを用いた会話例を**表I**に示した．

●コーチングを行う際の注意ポイント

現状や目標の明確化では，「できないこと」に着目するよりも，「できるようになりたいこと」「理想像」に着目すると，ポジティブな気持ちを持ちやすく，アイデアがふくらみ，行動に移しやすくなる．

E. 期待される効果

近年，コーチングが活用され始めている．その効果として，看護師長がコーチングを学んだ場合に，傾聴，承認，私メッセージ，質問などのコーチング・スキルを用いており，活用は不十分としながらも自己効力感を得て，自分の課題を追求する姿勢につながっていた．また，直属の係長は，看護師長の変化を認め，努力する姿をモデルとした管理意識が育っていたことが示されている[1]．

●引用文献

1) 吉田なよ子：コーチングを学んだ病棟師長の実践と係長に与えた影響．人間と科学．県立広島大学保健福祉学部誌11（1）：159-168，2011

●参考文献

1) 柳澤厚生（編著）：ナースのためのコーチング活用術．医学書院，2003
2) 中村香織：対話40例でわかるコーチング・スキル．日総研出版，2005
3) 松原三智子：養育支援に役立つコーチングサポート．真興交易医書出版部，2009

第2章 病棟マネジメントに役立つ理論とスキル

表1 コーチングを用いた会話術のイメージ

環境整備
Aさん：今日は30分程度，時間を取って面接をしたいのだけれど時間は大丈夫かしら？
Bさん：はい，よろしくお願いします．
Aさん：3ヵ月経って，仕事に少しは慣れてきた？
Bさん：はい．でも，毎日新しいことに遭遇して，自分の思うように仕事ができません．
Aさん：じゃあ，今日はBさんが自分の思うように仕事ができるよう，一緒に考えたいのだけれどいかがかしら？
Bさん：はい……お願いします．
Aさん：30分後にどんな風になっていたいですか？
Bさん：少しは晴れやかな気持ちで，自分の方向性が見えると嬉しいです．

現状の明確化
Aさん：Bさんが「思うような仕事ができる」ってどういうイメージか，もう少し詳しく教えてくださる？
Bさん：はい．たとえば，自分のシフトの仕事を時間どおりに終えることができるとか，患者さんの希望に合わせてケアをスムーズにできるとか，点滴の管理や処置がスムーズに行えるとか……です．
Aさん：では，Bさんの現状として何ができていて，今は何が課題になっているのかしら．
Bさん：3ヵ月経って技術は少しずつできるようになってきましたが，1つ1つに時間がかかります．一番大変に思うのは，学生の時と違い複数の患者さんを受け持つことです．治療があると点滴の交換や，嘔吐のケア，発熱している方の氷枕を作ったりしていると，ナースコールに追われてしまいます．患者さんの洗髪をお約束していても，その時間にできなくて夕方になってしまったりしています．
Aさん：確かにうちの病棟は治療が始まると，ケアに追われて大変よね……．Bさんの技術面は私も見ているけど，1人で任せられる処置も多くなったわね．慣れてくれば時間は短縮できるようになるから大丈夫よ．じゃあ，今のBさんの課題は，自分のシフトの時間配分についてなのかしら？
Bさん：うーん……（考える），理想では午前中に保清のケアなどを終わらせて夕方にならないようにしたいですけど，治療や点滴に追われていると時間が経ってしまって時間配分がうまくできないから……そうですね．

目標の明確化
Aさん：では3ヵ月後のBさんの目標を，「時間配分がうまくできるようになる」ということにしていいかしら？
Bさん：はい．
Aさん：Bさんが，時間配分をうまくできるようになったら，どんな気持ちになれそう？
Bさん：なんか看護師としてもう少し自信が持てそうに思えます（笑顔）．
Aさん：では，自信が持てるようになったBさんの状態を100点としたら，今は何点ぐらいかしら？
Bさん：4月の時点では30点と思っていたけど，今は50点くらいでしょうか．
Aさん：3ヵ月の間に20点上がった理由は何かしら？
Bさん：やはり少しは技術ができるようになった点です．

行動計画の明確化
Aさん：それは素晴らしいわね．じゃあ，もう20点上げるとしたら何かアイデアはありそう？
Bさん：そうですね（考える）……．朝，申し送りを聞きながら受け持ち患者さんに必要な処置やケアを書き出し，自分の行動計画を午前，午後に分けて考えるようにしたら，もう少しできるように思います．
Aさん：それはいい考えね．他にはあるかしら？
Bさん：治療の日が一番困っていて……．吐く方も多いし，発熱される方もいるので，これらの症状を見たり，点滴にも追われる気がします．
Aさん：それについて，何かできそうなことはないかしら？　たとえば，少し視点を変えてみて？　すべてを看護師1人でする仕事かしら？　病棟には看護助手さんもいるでしょう……．
Bさん：患者さんの様子を見て把握することは受け持ちである私がしなければいけませんが，氷枕を作る作業ならば，看護助手さんにお願いしてもいいかもしれません．
Aさん：他には何か考えられますか？
Bさん：この前の患者さんのように，主治医や患者さんと相談して，治療の日は早めに保清のケアを終えて，吐き気止めも使用して，治療にのぞむのもいいかもしれません．
Aさん：ここまで話してみて，いかがですか？
Bさん：今までコールで走りまわる感覚が強かったのですが，もう少し患者さんの治療やケアの予測をして，あらかじめ準備できることや工夫もあることがわかりました．
Aさん：今の気持ちはいかがですか？
Bさん：ちょっと，気持ちが晴れやかになりました．
Aさん：では，明日の日勤から，今考えたことを実践できそうですか？
Bさん：はい．ちょうど，明日から○○さんの治療が始まるので，早速やってみたいと思います．
Aさん：じゃあ，次回の面接までに，今日話したことをやってみてその成果を教えてください．ここまでで何か心配なことはありませんか？
Bさん：いえ，何か道が開けた感じで，自分の中でも整理ができた気がします．
Aさん：Bさんが笑顔になって，私も元気をいただいたわ……．他に何か私ができることはありますか？
Bさん：大丈夫です．でも，3ヵ月先の面接ではなく，また近いところで結果を報告してもいいですか？
Aさん：ええ，いいわよ．がんばってね．

コーチングを扱う対象について

　コーチングは，相手の状況に合わせて内容や方法を変える個別指導法である．また，ティーチングは，答えや方法を教示する方法である．したがって，看護管理にコーチングを用いる際には，「スキルや知識」と「業務リスク」の下記のマトリックスに応じて，両者をうまく使い分ける必要がある．

　また，コーチングはコミュニケーションスキルであり，万能ではない．とくにコーチングを必要としないアンコーチャブルな対象がいることを理解しておく必要がある．これらの人たちの傾向として，現状からの変化を好まない，自助努力を惜しみ，自分で責任を負わない．また，逆に自己のマネジメントができているため，コーチングを必要としない人もいる．したがって，コーチングを用いる際には，必要な対象かどうかを見極めることが重要である．

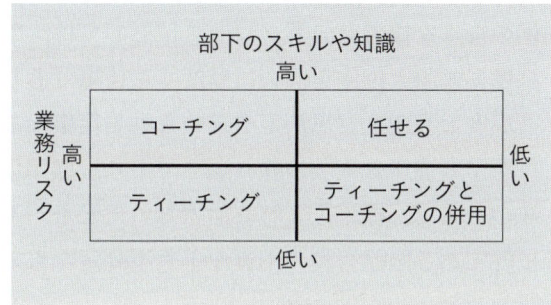

● 引用文献
1）野津浩嗣：看護コーチング，22-25頁，日総研出版，2005

第2章　病棟マネジメントに役立つ理論とスキル

3 組織的リスクマネジメント

A. なぜ，"組織的"なのか

1 医療事故発生のメカニズム

　"To Err is Human（人は誰でも間違える）"という言葉は，ここ10数年の間に，医療の中にしっかりと根を下ろした．医療は，"どんなに注意深く行動しても間違いを起こす可能性のある不完全な人間"が，組織やチームで分業しながら行うものであるから，単純に見積もってもリスクは人数倍になる．医療に限らず，組織やチームの分業による作業では，人間の不完全さの穴を危険がすり抜けたり（スイスチーズ・モデル），不完全な人間が危険を丸投げしたり（スノーボール・モデル）して，事故が発生すると考えられている．医療サービスの提供のような複雑な分業プロセスにおいては，さらにリスクが増大する．加えて，医療は，高度に頭脳と肉体を同時に酷使する仕事であり，時間的切迫と複雑な人間関係の中で次々と高度な判断と意思決定を求められる仕事であるため，仕事自体がリスキーである．また，医学の進歩は実験の繰り返しであり，標準化される過程はすべて不確実なものである．その一方で，標準化された治療といえども，万人に効果が発現するわけではない．医療の根幹である医療行為の本質が本来不確定なものであり，そのリスクは計り知れない．

　つまり，医療活動とは，リスクを内包する医療行為を，不完全な人間が，ストレスと闘いながら，複雑なシステムの中で分業している様のことである．医療事故が発生するのは当然の帰結である．したがって，医療事故を防止し，安全で質の高い医療を実現することの困難さを自覚することが，組織的リスクマネジメントに取り組む出発点となる．

2 病院とは，いかなる組織なのか

　医療事故は組織やチームの分業のプロセスで発生するので，組織で取り組むのは当然である．それにもかかわらず，あえて"組織的"と謳わなければならないのはなぜか．

　病院の組織体制は，官庁や企業と同じく，官僚制モデルを基盤として組織化されている．組織図に表されているとおりである（図1）．従来は，病院全体で"組織的"に何かに取り組む場合は，官僚制の体制で行うことが当然であった．必要に応じて委員会やプロジェクトチームが組まれることはあっても，それらは，範囲が関係部署に限定された体制であったり，意思決定の権限が設定されていなかったりして，病院全体を巻き込んで影響を与えるものではなかった．ところが，医療事故が表面化し，病院全体で医療安全に取り組む必要が生じた段になって，従来の官僚制の体制は上手く機能しなかった．部門ごとの指示命令系統の下で，定められた規則に則って作業することで効率性を高めるための組織が官僚制である．官僚制の組織体制は，状況が安定している場合には合理的に機能するが，変化する状況に応じて柔軟に対応するのには不向きである．典型的な官僚制組織である病院

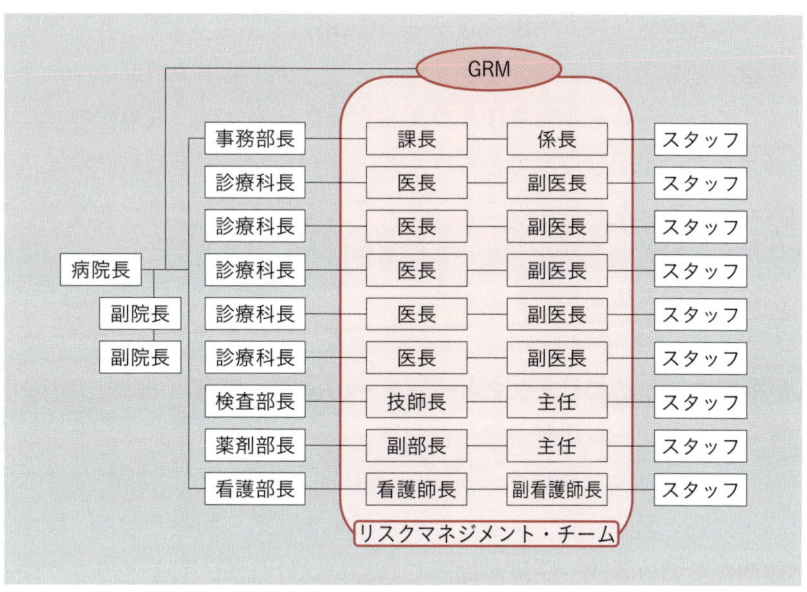

図1 リスクマネジメントの組織化

が，かつて医療事故の発生にうまく対応できなかったのは当然である．

　一方，医療サービスの提供プロセスである分業作業は，部門内部での指示・命令系統を行き来して実施されているわけではない．医療サービスの提供は，ある職種（＝その職種の部門・部署）から他の職種（＝その職種の部門・部署）へと，情報と作業が引き継がれて成立している．その様を，われわれは「チーム医療」とよぶ．つまり，病院は，官僚制体制という強固な構造の下で，医療サービス提供の分業は部門横断的に機能する特殊な組織なのである．そして，リスクは部門を横断するプロセスのどこかで発生する．この「チーム医療」という部門横断的な分業には，職種間の権威の勾配という厄介な問題が潜んでいることも忘れてはならない．効果的なリスクマネジメントの展開のためには，病院組織の特徴をつかんで，官僚制の弱点が顕在化しないように，権威勾配のない真のチーム医療が実現するように，手を打つことが肝要である．

B. 組織的リスクマネジメントの展開

1　病院組織を網羅的に横断するチームの組織化

　部門縦割りの官僚制体制の弱点を補完し，かつ，リスクマネジメントの鉄則である"スピード・柔軟性・統合性・刷新性"が発現できるような機能を生み出すには，まず，組織を網羅的に横断する"横割り"のチームを組織化することであろう．このチームは，部門・部署の規模にかかわらず，すべての部門・部署の代表者で構成されることが重要である．リスクは病院のあらゆる場，プロセスに潜んでおり，リスクのコントロールは病院の細部に及ばなければ意味がないからである．

　そして，このリスクマネジメント・チームを統括するのが，病院長から医療安全管理の

権限を委譲された総括リスクマネージャー（GRM）である．では，各部署を代表するチームメンバーは，どのような立場の者が適任であろうか．現場の細部のリスクを把握でき，かつ，リスクのコントロールに責任を負える立場にあるのは，現場監督者である看護師長や副看護師長などの中間管理職であろう．彼・彼女らは，現場におけるリスクマネジメント活動の要となるのはもちろんのこと，リスクマネジメント・チームのメンバーとして，病院全体の活動と現場とをリンクさせる役割を担う．このようにして，組織的リスクマネジメント活動を支える体制ができあがる．

2　チームが機能するためのリスクマネージャーの役割・業務・権限の明確化

　構造，すなわち，チーム体制が整っただけでは，リスクマネジメントにならない．リスクマネジメントを担うリスクマネージャー（RM）が効果的な実践ができるように，その役割・業務・権限を明確に設定することが，活動を支える基盤となる．役割だけ期待されても，具体的な活動の範囲や手段が保障されていなければ，何をどのように進めればよいかがわからずRM自身が混乱し，現場が巻き込まれてしまう．業務内容や方法が設定されていても，それを実行するために必要な権限がなければ，病院組織に潜在する権威勾配を乗り越えて，本質に踏み込んだ実効性のあるリスクマネジメントは展開できない．とくに，看護師やコメディカルの中間管理職がRMの任を担う場合には，リスクマネジメントの実施に際して，医師や上司の権威に対等に対峙できるだけの権限が付与されていることは必要不可欠である．

3　現場とトップを巻き込むリーダーシップ・スキル

　公式の体制と機能が整備されることは組織的リスクマネジメントのための基盤環境として必要不可欠である．しかし，もっと重要な要素は，その舞台装置の上でリスクマネジメ

> **Tips**
>
> **権威勾配（authority gradient）**
>
> 　医療組織における公式の権威は，組織体制のヒエラルキーに基づく地位に付与されたものである．責任と権限が明確であり，組織成員に公式に受け入れられたものである．この場合の情報交換は，上位の権威者からの指示・命令と，部下から上司への報告による．上司から部下への権威の不適切な使用は，パワー・ハラスメントとなる．これに対して非公式ではあるが，大きな影響力を発揮するのが「専門職性に基づく権威」である．これは，医療活動において権限を持つ医師が，看護職やコメディカルスタッフに対して与える，目には見えない権威である．チーム医療における同等性が，絵に描いた餅になった時などに実感する圧力である．看護管理の現場でもっとも対応に苦慮するのが権威勾配であろう．進藤雄三著，『医療の社会学』（世界思想社，1990）の第4章・第5章にわかりやすく解説されている．本格的に学ぶなら，E.フリードソンの『医療と専門家支配』（恒星社厚生閣，1992）にアプローチを．

ントを方向づけるリーダーシップである．現場の職員1人ひとりが，安全で質の高い医療の実現のために，主体的にリスクマネジメントに取り組み，成果を上げていけるよう，リードしたりファシリテートしたりするRMのリーダーシップがなければ，組織変革は起こらず，医療安全文化は醸成されない．

　もっとも効果的な影響力は，「エキスパート・パワー」と「情報プロセッシング・パワー」である．「エキスパート・パワー」とは，リスクの分析を支援する場面や会議の場で，リスクマネジメントの専門的知識を示して信頼を得ていくことである．医療安全管理者研修の内容はほぼこの能力開発に費やされている．しかし，このパワーだけでは，組織全体を方向づける力にはならない．重要なのは，「情報プロセッシング・パワー」を駆使することであろう．これは，組織のコミュニケーション回路における，その人の位置の重要性から生じるパワーのことである．要は，官僚制組織体制での本来の地位と，RMとしての地位を活用して，組織内のネットワークの中で，リスクマネジメント関連情報が交叉する位置に「ゲート・キーパー」として立つのである．そこでリアルタイムに得る重要情報は，早期の総合的な判断を助け，素早く効果的な組織的対応を生み出す．当然，組織のトップマネジメントの意思決定に対しても，影響を及ぼすことができる．「情報プロセッシング・パワー」を意図的に活用することで，"スピード・柔軟性・統合性・刷新性"が担保された，"組織的"リスクマネジメントが実現するのである．

　現場のRMのリーダーシップは，効果的な実践を通して部署メンバーの認識を変え，行動を変え，現場の医療安全文化を醸成していく．GRMのリーダーシップは，現場とトップをつなぎ，個々の現場の取り組みの成果を病院組織全体に波及させることができる．RMのリーダーシップは，病院組織全体の医療安全文化の構築を促す原動力なのである．

●参考文献

1) ジェームズ・リーズン：組織事故—起こるべくして起こる事故からの脱出（塩見　弘監訳），日科技連，1999
2) コーンLほか（編）：人は誰でも間違える—より安全な医療システムを目指して（医学ジャーナリスト協会訳），日本評論社，2000
3) 山内桂子，山内隆久：医療事故—なぜ起こるのか，どうすれば防げるのか，朝日新聞社，2000
4) 河野龍太郎：医療におけるヒューマンエラー—なぜ間違える　どう防ぐ，医学書院，2004
5) 内田宏美，桑原安江：実践から学ぶ病院リスクマネジメント，診断と治療社，2005
6) 嶋森好子（編）：医療安全対策ガイドライン—ヒヤリ・ハットや事故事例の分析による，じほう，2007

第2章　病棟マネジメントに役立つ理論とスキル

4 変革・改革のためのスキル

A. なぜ変革が必要なのか

1 変革・改革・改善はどう違うのか

　組織の変革が声高に叫ばれる昨今である．このままでは病院が危ないという危機感に煽られ，だが，何からどう手を付ければよいかと不安に駆られる管理者は多いと推測する．しかし，今ここで必要なのは変革なのか，改革なのか，あるいは改善なのか，よく見極めて動かなければ，時間と労力が無駄になるだけでなく，本当に組織が壊滅的な打撃を受ける可能性だってある．

　もっとも小さい変化をもたらすのは「改善」である．組織の理念もビジョンも体制も間違っていないが，目標達成に向けて，一部の機能がうまくいっていないような場合に，作業の方法を変えてみることがそれに当たる．QC活動による業務改善などである．「改革」はもっと大きな変化をもたらす．組織の理念やビジョンを達成するための体制に問題があり，組織がうまく機能していないような場合に，本質はそのままにして，組織機構を組み直すことがそれに当たる．幕藩体制はそのままに，種々の法令を発して幕政を再建しようとした天保の改革などが好例である．「変革」は，時に組織の理念やビジョンにまで踏み込んで本質的な変化を生み出すものである．政治でいえば，革命がそれに当たる．改善や改革に比べて「変革」は，問題の解決のための質・量ともに大きな変化をもたらす．

2 変革・改革なしに組織は生き延びられない？

　では，なぜ，組織には変革・改革が必要になるのであろうか．組織活動の結果が良い成果をもたらした場合，その活動は今後も良い成果を生み続けるものと仮定されて，継承される．また，結果が現状維持のレベルであったとしても，それが設定した目標を下回っていなければ，通常，その活動は継続される．あるいは，活動内容に対する多少の懸念の声があったとしても，目標が維持されていれば，見直しは先送りにして活動が踏襲されるのが常である．このように，われわれには，"結果良ければすべて良し"の認識・行動パターンが染みついている．何がどのように作用したからそのような結果がもたらされたのか，プロセスを分析する習慣がない．しかし，変革・改革の必要性は，組織活動のアウトカム評価だけでなく，プロセス評価によってより明確になるはずである．

　われわれを取り巻く環境は，常に変化している．組織の目標が達成されたとしたら，それは，組織を取り巻く環境に，組織がうまく適応して活動した結果である．これまでの方法を踏襲して大過なく経過したのであれば，さしずめ人間が自律神経系や内分泌系の調整によるホメオスタシスで変化する環境に適応している状況に相当する．しかし，ホメオスタシスによる調整だけで環境の変化に適応できない時には，人間なら，コーピングを使ったり，生活習慣を変えたり，時に治療をしたりして，意図的に環境への適応を図る．それ

が，組織であれば，改善であり，改革であり，変革に相当する．

　社会環境が変化し続けるものであり，その環境の中に組織が存在するものである以上，変化する環境に適応し続けることは組織の宿命である．変化の度合いが小さい安定した社会環境であれば，地道な改善を積み上げていけばよい．しかし，変化のスピードが速く，変化の度合いが大きい今日のような社会では，過去から現在まで最適であった組織機構が，未来においても最適だという保障はない．5年後，10年後を見据えて，予測される変化への適応を先取りした戦略的な変革・改革を推し進める必要がここにある．変化する環境への適応に失敗することは，組織の存亡にかかわるのだから．

B. 変革のためのスキル

1　変革・改革の視点を持つ

　変革・改革の必要性が謳われながら，実際には現状のテコ入れ，すなわち「改善」にとどまる場合が多い．なぜか？

　われわれが問題解決に当たる場合，①現状を分析し，②問題を焦点化し，③解決策を立案して実施し，④評価する，PDCAサイクルを展開する．現状分析は，あらかじめ設定してある目標と現状とのギャップをキャッチし，その原因を探ることである．通常のマネジメントは，こうしたPDCAサイクルの展開によるリスク回避を原則として実施されている．これは，あくまで現存する問題に対する対処であり，導き出される解決策は，改善か，良くて「改革」である．しかし，もし，ギャップの原因が組織機能の根源にかかわるものであったらどうだろう．改善に追われているうちに，気がつけば後の祭りとなりかねない．

　内野は，「業績は遅行変数であり，……業績というシグナルにたよって変革に着手することは，往々にして回復のチャンスを逸することになる」と戒めている．アウトカム評価に一喜一憂しているうちに，組織の機能不全の潜在的状態に気づかずにいたなら，それこそ後の祭りである．現存する問題を診断し介入ができても，潜在的問題やウェルネスの診断が適切にされなければ，クライエントはより良い方向へは向かえない．それと同じである．

　変革・改革は，未来像を持ち，それとのギャップ，すなわち「未達の課題」，本質的な問題を発見するところから始まるのである．

2　変革的リーダーシップの重要性

　変革というと，社会の変化を先読みして，それに合わせられるよう準備することだと思うかもしれない．しかし，それは社会の流れに追従しているだけのことで，新しい何かは生まれない．変革とは，単に，理念やビジョンを作り直したり，組織体制やルールを作り直したりすることを意味しない．

　組織の変革とは，新しい価値を生み出し，組織文化の再構築を図ることである．組織風土・組織文化は，組織メンバー個々の認識・行動の表出によって形成されるが，個々人の

表1　変革的リーダーシップの基盤

(1) 認識ならびに行動のフレームワーク
①存在理由，達成すべき価値，目指すべき方向についての明確な認識
②システム志向の重視
③戦略変数の抽出
④デザイン力ないし構想力
⑤デコンストラクション（異なった視点から新しい意味空間を構想すること）
(2) リーダーとしての行動規範
①メンバーの方向づけと意味づけ（一本化と一体化）
②自らの率先垂範
③へこたれない―強靱さ
④オネスティ（正直さ）とインテグリティ（誠実さ）
⑤他者に対する優しさと思いやり
(3)「知と行動」のフレームワークとスタンスを支える6つの基軸
①人間と社会に対する幅広い知見軸
②理論的視点軸―いわゆる理論武装
③歴史的視点軸（過去・現在・未来）―歴史に学ぶ 　過去をどのように整理・理解し総括するかによって，現実と未来に生じるであろう問題の解決能力を高める
④時間軸―短期的中期的視点
⑤経験軸 　切実な体験，修羅場体験の累積ならびに質の異なる体験の累積がものを言う
⑥人間力 　豊かな人間性・品格ならびに強靱さ，他者への思いやりとさまざまな矛盾に耐え抜く耐久力，間断なく生じる予期せぬ出来事への対応力と胆力，ヒトを見抜く心眼の陶冶

　認識・行動は，組織の価値や規範が個々の組織メンバーに内面化された結果である．組織の変革においては，どのような価値・規範が重要となるのか，その内面化をどう進めるのかが焦点となる．変革をリードしたり後押ししたりするリーダーシップの存在なくして，変革は成し得ない．

　表1は，内野が変革のキーマンである変革リーダーを支える「知と行動」の基盤として提言したものである[1]．

3　変革型リーダーシップでつまづかないために

　変革におけるリーダーシップの重要性は言うまでもないが，たやすいことでもない．コッターは，「組織変革が失敗に終わる7つのつまずきの石」を提示している．

　①現状満足を容認してしまって十分な危機感がない．
　②変革を進めるのに必要な強力な紐帯を築くことを怠る．
　③ビジョンやミッションの重要性を過小評価する．
　④メンバーにビジョンを十分にコミュニケートしない．
　⑤新しいビジョンに立ちはだかる障害の発生を放置してしまう．
　⑥区切りごとに成果，進捗を確認することを怠る．

⑦あまりに早急に勝利宣言をする．
⑧変革を組織文化に定着させることを怠る．

つまり，組織の変革には変革的リーダーシップが重要であるが，少々の成果が確認できたからといって慢心すると，足元をすくわれるということである．変革とは緻密な実践の積み重ねによって成されるものであり，地道な努力の結果として生み出されるものである．

過去と現在に学びつつ，未来を見据えて，メンバーを巻き込んでよりよい変化を生み出していくことが変革の基盤である．視点さえしっかりしていれば，その過程はPDCAサイクルそのものである．これからも社会の変化に対応して質の高い看護サービスを提供し続けるために，"過去・現在に学びつつ，未来を見据える"視点さえぶれなければ，「変革」という言葉にたじろぐことはあるまい．

●引用・参考文献
1) 内野　崇：変革のマネジメント　組織と人をめぐる理論・政策・実践，100-106頁，生産性出版，2006
2) J.P.コッター：リーダーシップ論　いま何をすべきか（黒田由貴子訳），ダイヤモンド社，1999
3) 金井壽宏：組織変革のビジョン，光文社新書，2004
4) P.F.ドラッカー：経営者の条件（上田惇生訳），ダイヤモンド社，2006
5) 船川淳志：ビジネススクールで身につける変革力とリーダーシップ，日経ビジネス人文庫，2006

5 グループマネジメント

A. グループマネジメントとは

　病院という組織で仕事をする看護職にとって，どれだけ1人ひとりのスタッフが優秀であったとしても，そこにマネジメントがなければ，それは単なる集団＝寄せ集めのメンバーによる仕事に終わってしまう．組織の存在意義のもと，共通の目標/ビジョンのために，それぞれが協力し，持てる力を最大限に発揮する．それが職場組織である．そのために職場の基本単位であるグループをマネジメントすることが，グループマネジメントである．

　世界で初めてマネジメントについての総合書を著した，"経営の神様"といわれるピーター・F・ドラッカーは，「マネジメントとは，組織に特有の使命，すなわちそれぞれの目的を果たすために存在する」[1]と述べた．看護師長や副看護師長，リーダーといったいわゆる管理者にとって，自らのグループのために何より重要な業務である．

B. 看護におけるグループマネジメントとは

　医療施設にとっての使命とは，いったい何であるのか？　良質な医療や看護サービスを持続的に提供すること．患者の満足はもちろんのこと，そこで働く職員も満足できること．これこそが，医療施設にとっての使命であり，グループマネジメントによって目指すところである．

　ジョン・P・コッターは，マネジメントの仕事とは，「①課題の特定　②課題達成を可能にするための人的ネットワークの構築　③実際に課題を達成させる」[2]ことと述べている．

　管理者として，自分たちのグループの1年後や1ヵ月後の目標を定める．この目標を達成するために，取り組むべき課題を特定し，グループにスタッフを配置する．それぞれに仕事を割り当て，権限を委譲し，その実行状況を把握する．実行過程においては計画と実際に差が生じていないかを常に確認し，問題発生時にはそれを解決する．そして，実際に課題を達成するのである．

C. よりよいグループマネジメントを行うためのプロセス

1　課題の特定

　自分たちの働く病院施設は，どのような経営方針のもと，何を目指して動いているのか．管理者ともなれば，自分の目の前を見て，割り当てられた仕事だけを担当するのではなく，常に1つ上の視点を持ち，視座を広げることが求められる．この施設が何のために存在しているのか．どんな経営方針のもと，いかなる目標を達成しようとしているのか．まずは，

病院目標を理解することである．

　病院目標に沿って，看護部の目標は設定されるものである．さらにそれが病棟目標と連動し，最終的には，各スタッフの個人目標に落とし込まれる．

2　課題達成を可能にする人的ネットワークの構築

　明確になった課題を達成するためには，"課題達成のための最適な"グループを作り上げる必要がある．スタッフそれぞれには，強みもあれば弱みもある．それぞれの能力や適性を見極める．同じ2年目でも，新人にうまく対応ができ，プリセプターとして期待できる先輩看護師もいれば，まだ自分のことで手一杯の2年目看護師もいる．管理者はグループメンバー，それぞれを把握することが大切である．

3　実際に課題を達成させる

　課題を達成させるためには，ミーティングや報告を通して，現場で何が起こっているか，現状を常に把握する必要がある．計画との間にずれが生じている場合には，その問題を解決し状況をコントロールする．"コントロール"というと，厳しく管理監督するようなイメージがあるが，マネジメントの仕事における"コントロール"は，単なる管理監督という意味ではない．しくみや仕掛けを作ることにまで広がる．申し送りの内容がスタッフによってばらばらで，情報漏れや不要な情報の伝達が発生しているのであれば，誰もが共通で使えるフォーマットやチェックリストを作る．時間通り申し送りが開始できるように，開始時間には音楽を流すといったしくみや仕掛けである．

●モチベーション理論

　課題達成のためには，スタッフそれぞれが持てる力を最大限に発揮する必要がある．このため，スタッフのモチベーションに働きかけることも，マネジメントにおいては大変重要となる．モチベーション理論においてもっとも有名なものは，マズローの欲求5段階説である（図1）．マズローによると，人間の欲求は5段階に分類することができ，それらが重要性に従って階層構造を成している．低次元の欲求が満たされれば，さらに高次元の欲求を満たすために人は行動するという考え方である．この5段階説を活用して，スタッフに働きかける．

　モチベーション理論においては，もう1つ，ハーズバーグの動機づけ・衛生理論が有名である（表1）．ハーズバーグは，仕事に対する満足をもたらす要因＝満足要因と，不満をもたらす要因＝不満足要因が異なることを示した．この満足要因を動機づけ要因，不満足要因を衛生要因とよぶ．現場においては，ともすれば衛生要因にばかり目が行きがちであるが，これでは不満は解消されても，満足感につながるとは限らない．スタッフがモチベーションを高めるには，動機づけ要因を与えることが重要である．

●継続的な人材育成

　モチベーションへの働きかけ同様，スタッフに対しては，継続的な人材育成を行う．職場における人材育成には，職場を離れて，内部や外部の講習を受けるといったOFF-JT（Off

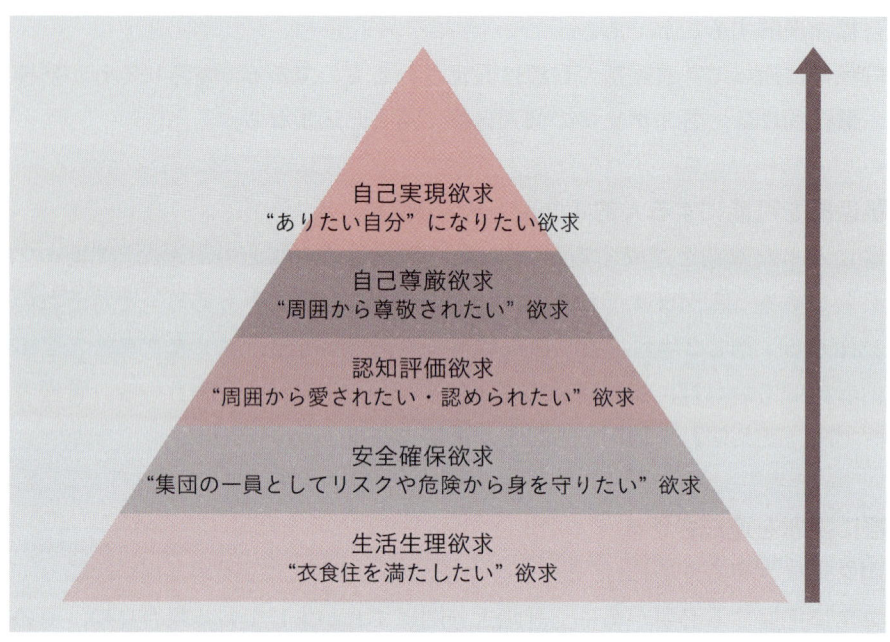

第2章 病棟マネジメントに役立つ理論とスキル

```
        自己実現欲求
   "ありたい自分"になりたい欲求
        自己尊厳欲求
   "周囲から尊敬されたい"欲求
        認知評価欲求
 "周囲から愛されたい・認められたい"欲求
        安全確保欲求
"集団の一員としてリスクや危険から身を守りたい"欲求
        生活生理欲求
   "衣食住を満たしたい"欲求
```

図1　マズローの欲求5段階説

表1　ハーズバーグ理論

動機づけ要因	衛生要因
満足をもたらす要因	満たされないことで不満をもたらす要因
仕事の達成感，自己成長，能力拡大，責任範囲の拡大，挑戦できる仕事など	会社の方針，管理監督方法，人間関係，作業条件（金銭・地位・身分）など

the Job Training）と，日常の業務を通して行われるOJT（On the Job Training）の2つの手法が用いられる．後輩看護師が同じグループの先輩看護師の仕事ぶりをみて，患者への声のかけ方や，医師への情報伝達の方法を身につけていくことなどは典型的なOJTであるが，このような機会を産み出していくこともまた，マネジメントの仕事である．

D. グループマネジメントの一般的具体策

　グループマネジメントを成す手段は，コミュニケーションである．目標や課題達成といわれても，それが管理者からの一方的な押し付けであれば，スタッフは主体的には動かない．目標や計画決定の際には，できる限り，そのプロセスにスタッフを参加させ，双方向のコミュニケーションの中で作り上げていく．

　また，日々のスタッフの行動については，公式なミーティングの機会はもちろんであるが，申し送りの前後といった非公式な機会も活用し，管理者自らがスタッフの労をねぎら

い，感謝を伝え，日々の行動の結果や，その努力に対して，それを認める声かけや必要に応じたアドバイス，時には叱咤激励をする．

E. 病棟マネジメントにおける活用例と期待される効果

　看護業界においては，慢性的な看護師不足問題がついてまわる．また，念願の看護師になったものの，理想と現実のギャップに対応できずに退職してしまう問題も管理者にとって悩ましいものである．スタッフが，生き生きと働き，辞めない職場づくりにおいて期待できるのが，グループマネジメントである．"自分たちの組織の目指す方向性・目的が明確である"，"日々の仕事を通して，自分自身の成長実感がある"，"コミュニケーションが活発で，上下横とも組織内の風通しが良い"といったグループマネジメントがもたらす職場特徴は，まさにスタッフが働き続けたい，満足感を感じる職場そのものである．

●引用文献
1) P.F.ドラッカー：マネジメント【エッセンシャル版】―基本と原則（上田惇生訳），9頁，ダイヤモンド社，2011
2) ジョン・P・コッター：リーダーシップ論―いま何をすべきか（黒田由紀子監訳），50頁，ダイヤモンド社，2006

●参考文献
1) 栗原晴生ほか：図解 きほんからわかる「モチベーション」理論（池田　光編著），イースト・プレス，2008

Tips　ボスマネを身につける！

　ボスマネジメントという言葉がある．日本では耳慣れない言葉であるが，欧米の組織においては，できる人のコンピテンシーの1つに取り上げられるほど，普及している考え方であり，リーダーシップ論の1つにも取り上げられている．ボス＝自分の上司に対して，マネジメント＝自分から，主体的に働きかけて，上司を巻き込んで仕事をする．その結果，自分はもちろんのこと，上司も，ひいては自分の組織にも成果をもたらそうという発想である．部下同様，上司との関係も管理者にとっては頭の痛いものであるが，上司が○○してくれない……と言う前に，ボスマネジメントの発想を持って自分から働きかけてみる．上司と部下の関係を決めるのは，単に相性ではない．意思決定の速さや，情報の集め方，スケジュールの立て方といった仕事のスタイルが大きく影響する．ボスマネジメントの手始めに，上司の仕事スタイルに注目しては，いかがだろうか？

6 ミーティングマネジメント

●生産的な話し合いを行うために

　あなたが参加する会議は生産的だろうか．病棟セクションで行う打ち合わせ，治療方針を話し合うミーティング，感染症対策委員会のミーティング，他機関との連携会議など，あなたは多くの会議や話し合いに参加する．

　しかし，あなたが参加する会議は，ダラダラと長くて時間通りに終わらないとか，幹部の一方的な説明をメモするだけとか，別に意見を述べ合うこともなく時間切れで何も決まらない．たとえ，話し合って結論を出したとしても，その後は誰も実行しない．

　きっと，あなたはこんな会議に辟易としているはずだ．では，どうすれば生産的な会議を行うことができるのだろうか．

A. その会議は本当に必要か

　会議を生産的に行うためには，人が集まる必然性を考えることだ．もし，会議で誰かが診療報酬について一方的に話をするだけとか，医療安全の現状について報告をするだけであれば，人が集まる必然性はない．電子メールで伝えることができるし，文書にして回覧するだけで事足りる．

　人が集まる会議には莫大なコストがかかる．参加者の人件費，会議室・設備備品の使用料，光熱費，交通・宿泊費，飲み物・食事代，書類作成費，資料の印刷代など．これらを足し算し年間の会議の回数でかけると，あなたはきっとその金額に驚くはずだ．さらに忘れてはいけないのは，参加者が会議に出席することによる機会損失．つまり，会議に出席している間，あなたの仕事は止まっているわけだ．もし，会議に出席しなければ，あなたは医師への報告のためのデータをきちんと整理できたかもしれないし，患者のケアにもう少し時間を割けたかもしれない．

　これから開催しようとしている会議や話し合いは，果たして莫大な費用をかけて行う必要があるだろうか．費用に対して何倍もの価値を産み出す会議を行うためには，参加者はそれぞれの立場から意見を述べ，その意見に対して他の参加者が賛同し反論し，創造的な結論を導き出すことだ．結論を導き出さなければ会議は開催しないほうがいい．単なる雑談であれば仕事の時間外でやろう．

B. 開催通知を配付する

　非生産的な会議の特徴は，会議の途中で参加者が「なんのために集まらなければならないのか？」とか，「何について話をするのか？」とか，「話し合ってどうするのか？」などの疑問がふつふつと湧いてくる会議だ．

会議で起こるこのような問題を避けるために，次の3つの対策を講じておく．①「開催通知」を作成すること，②会議のアウトラインに沿って進行すること，そして，③会議終了後に「議事録」を作成すること．これらを確実に実行すれば，あなたの会議は一気に生産的になる．

「午後3時に集まってください」といきなりミーティングを招集するのはやめたほうがいい．ちょっとした話し合いでも，いきなり人を集めるのは失敗のもとだ．「開催通知」を作成し，あらかじめ参加者に配付しよう．会議に関する情報，たとえば，目的，目標，議題などを参加者で共有してから話し合いを始めたほうが効率的だ．正式な会議でなく，ナースステーションで話し合いを行う程度であれば，開催通知はメモ書きでいい．とくに参加者の「準備事項」を明記する．たとえば，過去4週間の血圧と脈拍のデータを用意しておいてくださいなどと．そうすれば，「誰も会議の準備をしてこない！」と不満を洩らさなくてもいい．きちんとした会議の開催通知は1週間前に配付するのが原則だ．

C. アウトラインに沿って進める

もし，あなたが会議の進行係なら，話し合いを円滑に進めるためにリーダーシップを発揮しなければならない．では，どうすれば，リーダーシップを発揮できるか．それは「会議のアウトライン」に沿って進行することだ．

いきなり「酸素投与方法について，何か意見はありませんか？」と尋ねても，きっと会議室はシーンと静まりかえって取り返しのつかない状態になる．何事にも手順がある．その手順が会議のアウトラインだ（**図1**）．

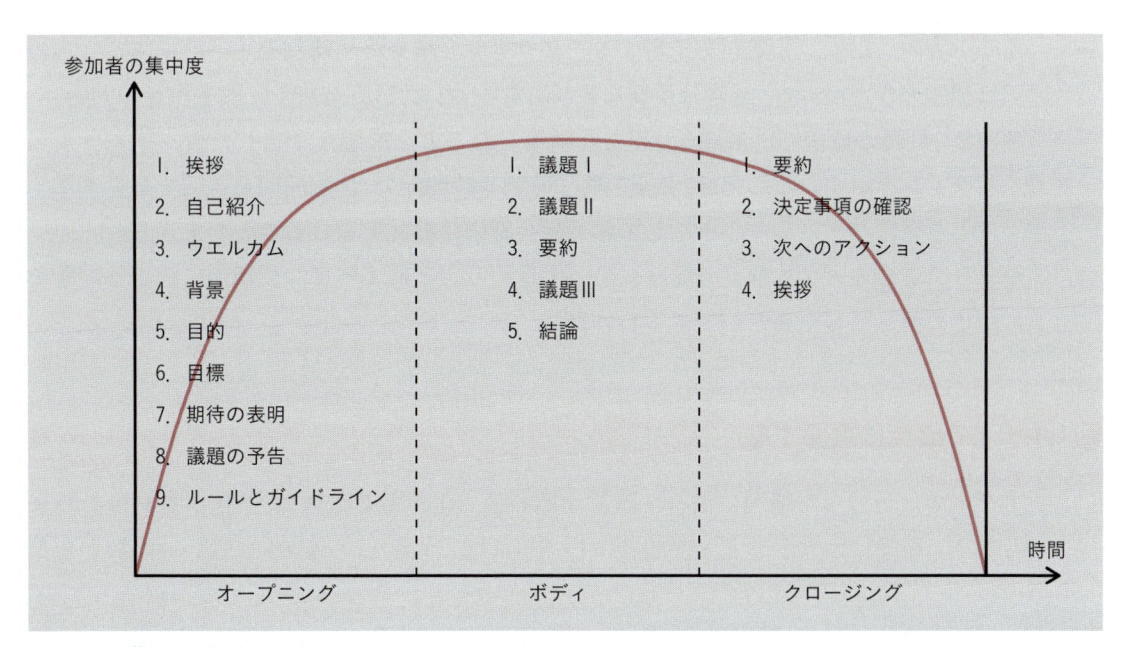

図1　会議のアウトライン
(八幡紕芦史：会議の技術，PHP研究所，2004 より引用)

まず，あなたが開催する会議を大きく3つのパートに分ける．「オープニング」，「ボディ」，そして，「クロージング」．オープニングは会議の方向性や手順を参加者に再確認すること．たとえ，開催通知に記載した内容であっても，再度，口頭で伝える．ボディは議題に基づいて実際に議論し結論を導き出す部分．そして，クロージングは，いきなり会議を終えるのではなく，決定事項の実行を促す部分だ．

D. 会議のオープニング

　オープニングの部分では，①挨拶をして開始の合図をする，必要であれば②自己紹介を行い，③ウエルカムを表明する．ウエルカムでは，「本日はお忙しい中お集まりいただきありがとうございます」などと謝辞を述べる．ちょっとした話し合いでも，感謝の気持ちを表せば会議はスムースに進む．礼儀正しくやろう．ここまでで参加者の頭の中をリセットし，会議に集中させる．

　次に，④会議開催にいたる背景を，たとえば「酸素投与に関して問題が発生しています」などと述べ，⑤話し合う目的，「そこで酸素投与に関する院内基準を設けるために話し合いをします」などと示し，⑥会議の目標，「院内基準作成の方向性を決めます」などと言う．この背景，目的，目標が明確であれば，参加者はスムースに話し合いに入っていける．

　そして，⑦参加者への期待を表明する．たとえば，「酸素投与の開始や中止に関する問題について自由に意見を述べてください」とか，「酸素投与量の判断と投与方法について発言をお願いします」などと言う．「誰も意見を言わない！」と不満を洩らす前に，参加者に期待を表明しよう．参加者が意見を述べない問題の原因は，会議における自分の役割や期待がわからないからだ．

　期待を表明した後，⑧議題を予告する．ダラダラ会議や終了時刻をオーバーする会議の原因は議題の多さにある．議題は重要な3つにする．たとえば，「議題1．酸素投与の問題」，「議題2．問題の原因」，「議題3．新たな対策」などと．議題を予告した後，⑨ルールとガイドラインを示す．ここでは，会議の終了時刻や時間配分，休憩時間を説明する．また，挙手による発言などのルールを示しておけば会議中の混乱を避けることができる．

　つまり，このオープニングの順序に沿って進めることによって，会議中に起こる問題をあらかじめ潰しておくことができるわけだ．

E. ボディで活発に議論する

　ボディでは予告した議題に沿って議論を始める．よくある失敗は，「何か意見はありませんか？」と投げかけること．参加者にしてみれば，何をどう発言すればいいかわからない．

　まず，「では，最初に酸素投与開始時の問題点と改善方法について議論します」と，議論の範囲を示す．あるいは，具体的に投げかける．たとえば，「では，ここ3ヵ月間で起こっ

た投与量の判断に関する共通した問題について意見をください」などと．そうすれば，「共通した問題はですね……」などドンピシャの意見が返ってくる．

　もし，1人の意見に全員が賛成の意を表したら，その会議は生産的だろうか．すぐに結論が出て効率的だというかもしれない．しかし，何の反対もなくその意見が通ってしまうのは何やら恐ろしいことだ．意見に対しては反論があり，反論にはさらに反駁がある．これでこそ創造的な議論だ．

　あなたは，「このような問題を経験したことがない方はいらっしゃいますか？」とか，「この対策について反対の意見をおもちの方はいらっしゃいますか？」などと反論を奨励する．意見と意見がぶつかり合い，スパークが起こることによって，創造的なアイデアや方法論が生み出される．反論はウエルカムだ．

F. 会議をクローズし実行する

　議論を行い結論が出たら，①議論の内容を，たとえば「本日は3つの点を話し合いました．1つ目は……」などと要約し，②決定事項を，「今後，基準を決めるうえで安全性をもっとも重視する方向で……」などと確認する．そして，③次へのアクションを示す．ここでは実行担当者と期限を明確にすることだ．最後に，④挨拶をして会議を終える．

　ただ，会議が終わったからといって，そのまま放置してはいけない．1週間以内に「議事録」を作成し配付する．議事録には「決定事項」を書く．誰もがそうだが，後処理の仕事は面倒くさい．省力化して会議終了後の早いタイミングで参加者全員に知らせる．そうすれば，「誰も決めたことを実行しない！」と不満を洩らさなくてもいい．

Tips　伝わりやすい3つの話

　チームで仕事を進めるためには，メンバーがお互いに伝えるべき事をきちっと伝えることが必要だ．言えば伝わるというのは大きな誤解．あなたは，話の経緯や背景などから話し始め，最後に結論を言っていないだろうか．相手はあなたの話を聞きながら，「この人は何を言いたいのだろうか」と疑問に思う．そのうちに疲れ切ってしまうか，あらぬ誤解をしてしまうか，あるいは，間違った前提で聞いているか，あなたの話は伝わらない．これからは「結論→理由→結論」で伝えよう．まず，「…です」と結論から言う．そして，その結論に対する理由を3つ言う．「…というのは，理由が3つあります．1つ目は……，2つ目は……，3つ目は……」と，話を3つにまとめる．4つも5つも言うと相手は混乱してしまう．そして，最後に，再度「ですから……」と言って結論を述べる．3つにまとめると，あなたの話は確実に伝わる．

7 ストレスマネジメント

A. ストレスマネジメントとは

　厚生労働省の調査結果[1]によると，いまや，働く人の6割近くがストレスを感じているという．看護職の日常とて例外ではない．日々の業務の中，ストレスをコントロールする重要性は増す一方である．

　島津明人は「自分のストレス状態に早く気づき，その内容や程度に応じて，適切な対処を行うこと」を，ストレスマネジメントとよんでいる[2]．ストレスと無縁の生活を送ることは，なかなか容易ではない．しかし，ストレスとの付き合い方を身につけることで，ストレスを不快なもの＝不快ストレス(distress)から，快適なもの＝快ストレス(eustress)に変える．ストレスをゼロにしようとして，かえって疲れてしまうのではなく，うまく付き合うことがストレスマネジメントである．

B. 看護におけるストレスマネジメント

　増え続ける一方の業務量，並行して走る短長期のプロジェクト，医師，患者，その家族から上司や同僚との人間関係など，看護現場におけるストレスは，枚挙に暇がない．

　さらに看護現場においては，何気ないミスが，ヒヤリ・ハットやインシデントにつながる恐れがある．これが最悪のケースである医療事故を招いてしまうと，看護職は法的責任さえ問われかねない．このようなストレスフルな職場において，看護職1人ひとりが自分のストレスに気づき，対処することは，トラブルの未然防止につながることはもちろんのこと，日々の業務の質を担保するのである．

C. よりよいストレスマネジメントを行うために

　厚生労働省は，「事業場における労働者の心の健康づくりのための指針」[3]として4つのケアを示している（表1）．すなわち①セルフケア（労働者が自ら取り組む活動），②ラインによるケア（部下を持つ管理監督者が取り組む活動），③事業場内産業保健スタッフなどによるケア，④事業場外資源によるケアである．管理者がストレスマネジメントに取り組む際の基本にしたい考え方である．管理者がまず取り組むべきは，セルフケアである．まずは管理者本人が健康でなければ，部下への働きかけはむずかしい．

　管理者のもう1つの大きな仕事がラインによるケアである．部下を持つ立場として，部下への対応はもちろんのこと，職場環境そのものに働きかける．職場におけるストレスマネジメントにおいては，このラインによるケアが鍵であると言っても過言ではない．

表1 職場における4つのケア

セルフケア	ラインによるケア	事業場内産業保健スタッフなどによるケア	事業場外資源によるケア
・ストレスへの気づきと対処 ・治療 ・自主的な相談 ・生活習慣の改善など	・労働者に対する相談対応 ・職場環境の評価と改善 ・事例性の把握 ・職場復帰支援など	・職場環境の実態の把握 ・職場環境改善 ・相談対応 ・管理監督者への教育,支援など	・直接支援

D. ストレスマネジメントの一般的具体策

　職場のストレス要因としては,仕事量や質の問題から,仕事上の失敗,人間関係など多様な職場の問題もあれば,家庭内の親子・夫婦間や金銭問題,健康,環境問題などの職場外の問題まで,さまざまなストレッサーが考えられる.そこで管理者は,スタッフに対する精神的・身体的負荷を最小限にすることができるよう物理的・化学的・生物学的・社会的・心理的環境などスタッフを巡る環境を評価し,出来うる限りの改善に取り組むことが大切である."空調の温度設定を変更する","ナースステーションの照明の明るさを変える","落ち着いて看護記録を入力する空間を確保する"なども,環境改善の1つである.

● 社会的支援

　とはいえ,職場からすべてのストレス要因を取り除くことは容易ではない.とくにそれが,異動や昇進などの社会的ストレッサーや,職場での緊張や不安などの心理的ストレッサーの場合は,簡単には取り除けない.しかし,ストレッサーはゼロにはできなくとも,そこに社会的支援があれば,ストレスの緩衝要因として機能することが期待できる.社会的支援とは,管理者のような周囲の重要な存在の人々から受けるサポートを指す.管理者が日頃から,"スタッフの気持ちを察し,認め,不安な気持ちを理解する",また,"具体的な仕事の助言や,問題解決を手伝う"といったサポートである.もっとも包括的な職業ストレスモデルといわれる米国労働安全保健研究所(NIOSH:National Institute for Occupational Safety and Health)の職業性ストレスモデルにおいても上司や同僚,家族など周囲からの支援を,ストレス反応や健康障害への緩衝要因として扱っている(図2).

　適切な社会的支援を提供するためにも,日頃からスタッフのストレスサインには注意が必要である.スタッフに対して管理者から日々,声掛けを実践することで,スタッフの"事例性"を見逃さないようにしたい.事例性とは,われわれが感じる"ズレ"である.時間には厳しいはずのスタッフが,このごろ連続して遅刻している"いつもとのズレ".患者や家族には,まず笑顔で対応することを徹底している職場において,無表情で1日を過ごしている"みんなからのズレ".

　"いつもとみんな".この2つの視点からの"ズレ"を感じたら,まず声をかける.そして相手のズレの理由が管理者にとって"わかる"ものなのか,"わからない"ものなのかを

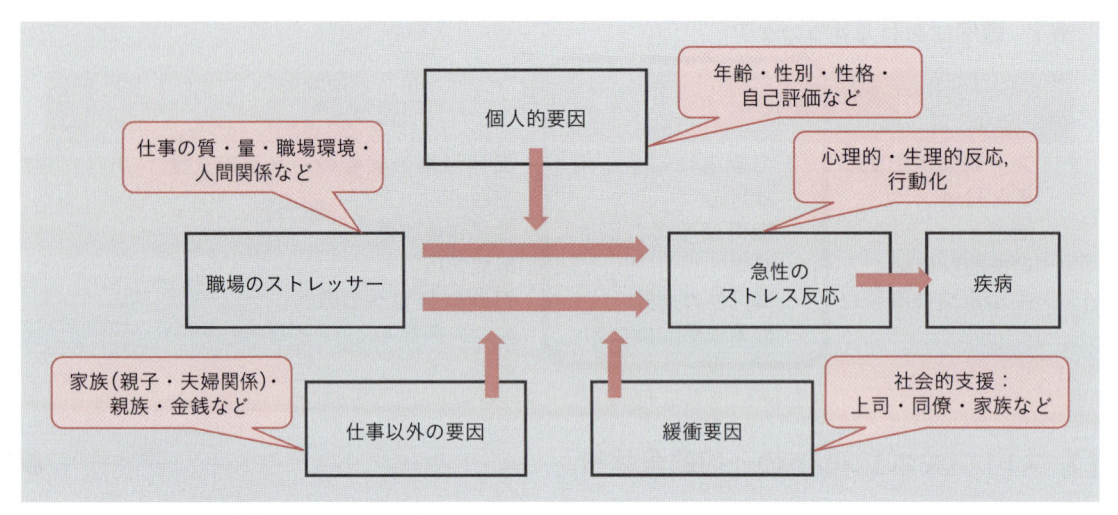

図1　NIOSHの職業性ストレスモデル
(東京都労働相談情報センター［http://www.kenkou-hataraku.metro.tokyo.jp/mental/about/material/niosh.html　2012年2月23日確認］を筆者編集)

判断する．元気がないスタッフに声をかけたところ，息子が受験で失敗したというなら理由はわかる．ところが元気がない理由が，白髪が見つかって外に出る気がなくなったという話では，どうも理解しがたい．このように，"ズレ"を感じる理由が"わからないもの"である時には，その背景には何があるのか，相談対応により本人の状況の把握に努める．

相談対応にあたっては，守秘義務を徹底するとともに，スタッフが安心して話せる場所を設けるなど相談環境を整え，スタッフの受容と傾聴を心がけたい．幻聴や幻覚があるなど，相談内容に疾病性のものを感じた際には，管理者だけで対応しようとするのではなく，速やかに院内外の専門家につなぎ，治療を含め早期の対応を徹底する．

E. 病棟のストレスマネジメントにおける活用例と期待される効果

管理者には，部下の心身の安全と健康を確保する義務がある．管理者は，雇用主である病院から，部下を管理監督する権限を委任されている存在であるからだ．自分自身の，さらには部下のストレスマネジメントに取り組むことは，管理者にとってのリスクマネジメントの一貫として欠かせない．職場におけるストレスマネジメントへの意識が高まり，職場でのコミュニケーションも活性化されれば，ミスの可能性が減少するばかりか，スタッフはもちろん管理者も安心して仕事に取り組むことができるのである．

●引用文献
1) 厚生労働省：平成19年 労働者健康状況調査結果の概況（平成20年10月）
2) 島津明人ほか：自分でできるストレス・マネジメント―活力を引き出す6つのレッスン，初版，i頁，培風館，2008
3) 厚生労働省，中央労働災害防止協会：職場における心の健康づくり〜労働者の心の健康の保持増進のための指針〜

8 タイムマネジメント

A. タイムマネジメントとは

　「時間が足りない」「やることが多すぎる．もっと時間があれば」．この時間不足から解放されるために，時間を「管理」できるのかというと，残念ながらその答えは，「No」である．われわれが「管理」できることは，時間そのものではなく，"時間の使い方"である．タイムマネジメントとは，自らの時間の使い方を見直し，それを管理することである．

B. 看護におけるタイムマネジメントとは

　いかなる職場においても，ミスは許されるものでも歓迎されるものでもないが，こと看護現場においてのミスは，最悪の場合は医療事故を招きかねない，あってはならないことである．常に時間に追われている，やることが終わらない．このような心理的ストレスを抱えたまま，毎日の仕事を的確にこなすことは決して容易ではない．時間に追われているのではなく，自分が主体的に時間を使うという意識を持ち，タイムマネジメントに取り組むことは，"やらなくてはならない"，"やらされている"という意識から，看護職自身が"時間を管理している"という主体性につながる．タイムマネジメントによって仕事の効率が向上することはもちろん，定刻に帰宅する，仕事と家庭の両立，といった点にも資するのである．

C. よりよいタイムマネジメントを行うために

　あなたは，昨日24時間を，どんな風に過ごしただろうか？　どれくらいの時間を仕事に使い，うち，どれくらいの時間をスタッフへの教育指導に使っただろうか？　タイムマネジメントの第一歩は，自分の時間の使い方の認識に始まる．

　スティーブン・コビーによると，われわれの時間の使い方は，「基本的に緊急度と重要度という軸」によって4つの領域（図1）に大別することができるという[1]．緊急とは，まさに今すぐ，手を打たなくてはならないことである．救急患者への対応など，即対応しないと，状況が手に負えなくなりかねないものである．それに対して重要とは，その活動の結果に関するものである．自分の優先順位が高いものや，価値観に結びつくものをわれわれは重要と感じる．

①第一領域

　緊急かつ重要度の高い領域＝第一領域の活動は，後回しにすることができない．しかしながら，この領域に集中している限りは，いつまで経っても時間不足に追い立てられる状況から脱出できない．救急搬送の患者に対応し，ほっとしたところにナースコール．やっ

45

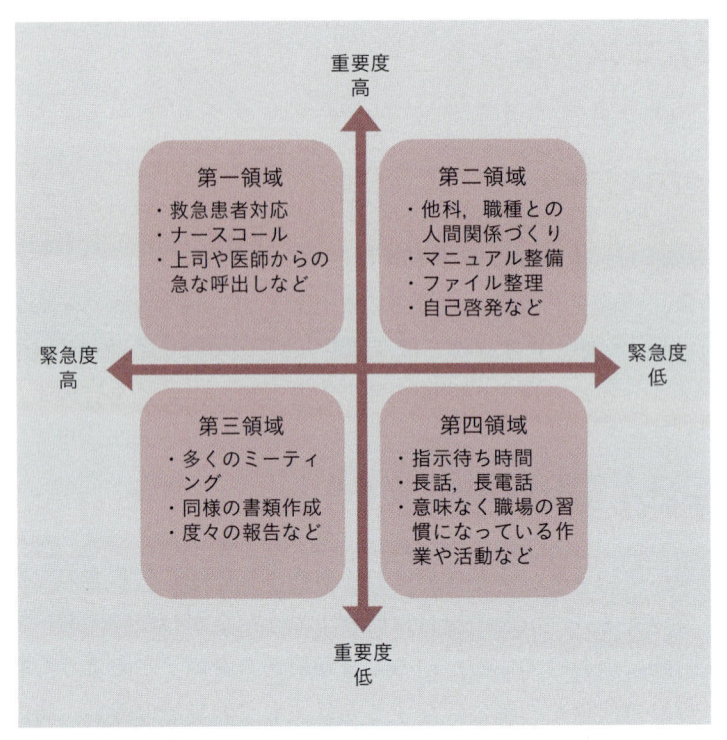

第2章 病棟マネジメントに役立つ理論とスキル

```
                              重要度
                                高
                                ↑
        ┌─────────────┐    ┌─────────────┐
        │  第一領域    │    │  第二領域    │
        │ ・救急患者対応│    │ ・他科,職種との│
        │ ・ナースコール│    │   人間関係づくり│
        │ ・上司や医師からの│  │ ・マニュアル整備│
        │   急な呼出しなど│   │ ・ファイル整理 │
        │             │    │ ・自己啓発など │
        └─────────────┘    └─────────────┘
緊急度                                      緊急度
 高 ←────────────────────┼──────────────────→ 低
        ┌─────────────┐    ┌─────────────┐
        │  第三領域    │    │  第四領域    │
        │ ・多くのミーティ│   │ ・指示待ち時間 │
        │   ング       │    │ ・長話,長電話 │
        │ ・同様の書類作成│   │ ・意味なく職場の│
        │ ・度々の報告など│   │   慣習になっている作│
        │             │    │   業や活動など │
        └─────────────┘    └─────────────┘
                                ↓
                              重要度
                                低
```

図１　時間管理のマトリックス

とナースステーションに戻ると，鳴り響いている電話．そこに，医師からの質問．この繰り返しが毎日続くのである．第一領域の問題をゼロにすることはできない．しかしながら，いかにこの領域の活動を少なくするか，つまり第一領域に持ち込む前に対応することが，重要である．緊急ではないが重要な活動である第二領域に注目することによって，第一領域が無限に拡大し続けることを予防するのである．

②第二領域

　第二領域の活動は，準備や計画，人材育成や人間関係の構築，整理整頓と，どうしても後回しにしがちである．管理者ともなると，抱える仕事の領域は多岐にわたる．これを1人で抱え込むととても対応できるものではない．つい，"看護師長の自分がやったほうが早くて，正確"，この思いから抱えこんでしまうと，いつまで経っても時間不足の状態から脱することはできない．適切な部下へ権限を委譲し，委任する．そして，看護師長・副看護師長・リーダーである"自分にしかできない"活動に集中する．そのためには，計画を立て，スタッフを育てる．仕事を委譲できるよう資料を整理し，マニュアル化するといった活動が不可欠となる．

　さらには，他職種とのかかわりが多い看護職においては，日頃から意識して他の科の方々とも人間関係を構築しておくことで，とっさの際にも質問や相談，力を借りるといったことが可能になる．これはまさしく，第二領域の活動である．

③第三領域

　第二領域の活動のための時間は，第三・第四の領域から工面する．第三領域は，別名"人気の領域"とよばれる．緊急であるが，重要でないこの領域の仕事は，差し迫ったブリーフィングのための準備や，返答を忘れていた患者への対応など，周りからは"忙しそうにみえる"領域の活動である．しかしながら，あらかじめ準備しておく，抜け落ちがないようにチェックリストを作成し管理する，などの対応があれば，本来は不要となる活動である．時間に使われるのではなく，主体的に時間を使っていれば，削減ができるのだ．

④第四領域

　さらに問題は第四領域である．"以前からこうだから"，"なんとなく"という気持ちだけで緊急でも重要でもない活動に時間を費やしていないだろうか．重複する記録，待ち時間や次に何をしようかを考えている時間，廊下で出会った同僚との長話など，タイムマネジメントのためには，今すぐ捨て去りたい領域である．

D. 看護現場におけるタイムマネジメントの一般的具体策

　看護現場でタイムマネジメントを実施する際には，まず計画を立てることである．1日の始まり，もしくは前日の終わりに1日の計画を立てる．計画を立てる際には，つい目一杯詰め込みがちになるが，あえて80％の量を心がけ，余裕を持たせる．この計画の際に気をつけたいことは，活動を始める時間だけではなく，終了予定時間も設定する．さらには，自分1人での活動である，看護記録の入力時間なども記入し，自分が主体的に時間を使っているという感覚を持つ．

　計画に沿って1日をスタートしても，看護師長や医師からの指示待ちの時間，予定よりも早く終わった申し送りなど，すきま時間が発生することが多い．すきま時間については，何をしようかと考えているとそれだけで時間が過ぎ去ってしまう．5分あったら，"あの書類の整理"，"電話を1本掛ける"など，すきま時間で何ができるかを普段から意識しておくことである．

　看護現場においては，患者への対応からベッドコントロールまで，瞬時に判断を求められる業務が多い．せっかく看護師長が副看護師長に権限を委譲したところで，そのつど副看護師長が判断に迷い指示を仰ぐようでは，なんら意味をなさない．そのためにも，病棟としての判断基準を平生より明確にし，全員に周知徹底する．委譲されたメンバーが自信を持って判断できる環境を整えるのである．また，節目節目の報連相は，不可欠な活動であるが，必要以上に報告を求めると，いつまで経ってもスタッフが自立できなくなる．過度な報告要求にも気をつけたい．

E. 病棟マネジメントにおける活用例と期待される効果

　病棟での看護業務は，区切りをつけることがむずかしい業務である．24時間継続する業務の中では，何が起こっているのかという看護記録，さらには申し送りが非常に重要であるとともに，タイムマネジメントに大きく影響している．同意書やアセスメントなど必要な記録が増え続ける一方，医師の指示受けやナースコールへの対応など，記録中もたびたび，作業が中断されてしまう．そこで，重複を避けるよう記録を簡素化すること，記録時間を確保すること，さらにはカンファレンス室や休憩室など記録場所を確保することで，記録にかかる時間を削減，効率を上げることができる．

　また，申し送りについては，個人の伝え方の違いによって時間が長引いたり，質問が出たりすることがないように，何をどこまで，どのように伝えるのか，病棟としての伝達内容の統一やマニュアル作成，また伝達技術レベルアップのための勉強会の開催によって，所要時間を短縮することができる．

●引用文献
1) スティーブン・R・コヴィー：7つの習慣（ジェームス・J・スキナーほか訳），初版，211-232頁，キングベアー出版，2002

9 FISH 理論

A. FISH 理論とは

　FISH理論とは，単語の頭文字などではなく，その名の通り「魚」が関係している．米国のパイク・プレイス公営市場の客足の少なかったある魚市場のオーナーとスタッフが，朝から晩まで冷たい水と氷と格闘し，立仕事で地味な仕事として人気のなかった魚市場の仕事に対し，たった4つのことをみんなで実践するようになり，スタッフのモチベーションを向上させ，その結果，さびれていた市場にもたくさんの客を呼び戻すことができたという話が広がった．そこで，さまざまな企業が市場を撮影し，ビデオ研修に使った．その研修では，4つの行動規範を展開していくことで職場を活性化させていったため，それらの行動規範のことを「FISH理論」「FISH哲学」とよぶようになった．たった4つであるが，まさにそれぞれが内的動機づけや外的動機づけによる行動変容を起こすプロセスそのものである．

1　Be There

　これは，お客さんに対し，「そこにいていいよ」ということである．お客さんが来るのを待っているのではなく，自分たちのほうからお客さんのほうへ積極的に動く姿勢を表した言葉である．つまり，自分たちのほうからお客さんに注意関心を向け，この市場には，こんなおもしろいことやこんな楽しいことがあるし，こんな素晴らしい魚もあるよ！と，お客さんの近くまで行き，心のこもった言葉をかけ，積極的にかかわろうとする行動のことを指す．「待ち」の姿勢ではなく，積極的に相手にかかわろうとするお客さんに対する考え方，姿勢である．

2　Play

　魚を買いに来るお客さんに対し，まじめに対応していればよいということではない．お客さんが楽しい気持ちになるためには，自分たちが仕事を楽しまなければ！という意味である．もちろんそこには，プロ意識が根底にある．プロだからこそ心にゆとりや余裕をもち，お客さんとの心の通じ合いを大切にし，知識や技術だけではなく，そこにユーモアやちょっとした遊び心が入った接遇を展開するのである．ただ単にまじめに仕事をするのではなく，そこに仕事の楽しさを見出し，自分たちが仕事を楽しもうよ，という自分たちの仕事に対する考え方，姿勢である．

3　Make Their Day

　その魚市場に来ることによって，お客さんに幸せな時間をもたらす，という意味である．ありふれたマニュアル通りの心のこもっていない接遇ではなく，「Play」の心を持ちなが

ら，お客さんには，魚市場にいる間の幸せな時間を提供するために，魚を買うなら楽しんで買ってもらう，そしてその市場で楽しい幸せな時間を過ごすことで，また魚市場に来たくなる，そんな幸せを感じさせるような声かけをしていく行動のことを指す．そのためには，お客さんのニーズを読み，どうしたらお客さんが幸せを感じられるかということを常に考え，自分も楽しみながら，お客さんも幸せを感じるようにする態度，お客さんに対する考え方，姿勢である．

4 Choose Your Attitude

朝から晩まで立ったままで冷たい氷と水にまみれる仕事である．しかしそれを選んだのは自分である．自分の行動は最終的には，自分の随意筋を動かして起こることであり，すべて自分の考えに帰することを示す．誰かに言われたから，今までそうしているから，顧客に言われたからということではなく，仕事に取り組む姿勢や顧客への態度，自分で考えて選ぶ行動はすべて自分次第でいかようにも変えることができる．組織のせいでもなく，他人の誰かのせいでもない．人生，自分の「随意筋」で生きているのである．自分の意思で行動するからには，同じ実践するなら目的や目標を持って自ら行動しよう，ということを示す自分たちに対する考え方，姿勢を表している．

以上，4つの行動規範を実践することで，組織成員のモチベーションアップと顧客満足度のアップを可能にし，さびれた魚市場の復興を見事に成功させた実話をもとに，今では多くの企業や組織，団体，などが組織運営の1つの考え方として導入している．医療組織への導入も多い．

B. なぜ看護管理に有効であるのか

藤野[1-3]は看護師長のリーダーシップによる看護職者の職務満足への影響を実証し，スタッフが看護師長に対し，病棟のマネジメントだけでなく，自律した専門職としての職位を確保するためのリーダーシップを発揮できる組織全体における有機的な機能を望んでいることを報告している．Hinshawら[4]は離職・転職に関する要因に関する理論的構造モデルの中で明確に職務満足度の低下が離職行動の要因になることを述べており，看護管理者のマネジメント能力の低下による職務満足度の低下は，組織内での労働意欲の低下に帰結することを述べている．離職には単一の理由は存在せず，さまざまな誘因が影響し合いながら個人の組織に対する認知枠組みの変容を誘発し離職に帰結することから鑑みれば，離職要因は労務管理者であるミドルマネージャー（看護師長）が要であることが想像にたやすい．

● 職場の活性化

同じマネジメントをするのであれば，毎日，ネガティブな感情のもと仕事を「捌く」方法と，「楽しく仕事する」方法とがある．前者は，「べき論」や「ねばならない論」に代表

Tips 看護に役立たないものはない！

　たとえば，農業．一見，まったく別の産業に思えるが，その実，看護と共通する部分がある．土壌づくりが命，環境が命．与え過ぎても腐れ，与えなさ過ぎても枯れる．看護の現場での患者と看護師の関係性も同じようなことがいえる．患者の本質的な幸せを支援する役割として，彼らが何を求め，何を不要としているのか，その過不足の見極めはとても似ている．また看護組織という視点で見れば看護管理者に求められる人材の人財化という視点でも農業はとてもいい学習材料となる．あるいは，ふっとした患者との会話の中にも看護の質を高めるためのヒント，看護管理者として成長するヒントは存在する．そう考えると，われわれ看護の世界は近くに，ごろごろとよき教材が転がっているのである．

　また，ケアは，信頼なくして成り立たない．

　「相手を信頼することは任せることである．つまりそれは，ある危険な要素をはらんでいるが，未知への跳躍なのである．いずれも勇気のいることである．」

　信頼の欠如があると，優位に立とうとしたり，ある鋳型に無理やり当てはめようとしたりする．これは『ケアの本質』という本の中でミルトン・メイヤロフが述べている言葉である．看護管理者の大きな役割の人材育成という視点で考えたとき，看護師長という役割は，怖いけれど，任せる勇気と絶対に育つ！というスタッフ看護師への信頼が必要となる．しかしこれは丸投げとは異なる．メンターとして，寄り添う接点の数を調整し，接点の数が多く，「点」ではなくまるでそれが「線」になるほど，伴走者のように育成のためのかかわりを持たなければならないこともある．

　看護のモデルは時に子どもでさえある．大人であっても，子どもたちから学ぶことはある．子育ては「個育て」でもあるように，老若男女を問わず私たち看護職の周りには，とてもいい学習材料が転がっているのである．それを鑑みればすべての人が自分にとって尊敬すべき存在であり，常に真摯な態度で接することが大切である．

される決まったことを粛々と進めていく方法であり，そこにはクリエイティブな部分が少ない．そのため，通り一遍なルーチン化された「作業」としてマネジメント業務を「捌く」こととなる．一方後者は，マネジメントのプロとして「Be There」という積極的にかかわろうとする行動が必要となる．「待ち」の姿勢では何もクリエイティブな活動はできない．積極的に組織にかかわろうとする組織に対する考え方，姿勢が必要である．同時に，このことはスタッフの患者に対するケア場面でも同様のことがいえる．クリニカルケアのプロとして積極的に患者にかかわろうとする考え方，姿勢である．管理者自らが仕事を嫌々ながらしていると，その部署全体がネガティブな雰囲気となる．そこで，同じ仕事をするならば，「Play」である．プロとしての自負心に基づき余裕のある仕事をすること，そして，仕事の中に自分で面白味を見つけることが大切である．それはまさに自分で決めた道は自分の足で歩む，楽しむのも，苦しむのも，自分次第である「Choose Your Attitude」で

ある．その結果，「Make Their Day」として，スタッフにも明るい雰囲気を作り出すことができる．まさにFISH理論は，職場の活性化に向けた具体的な行動プロセスそのものである．

職場活性化とはすなわち，組織文化をポジティブにすることである．組織文化についてDealとPetersonら[5]は組織文化がネガティブになるとポジティブな個人さえも落ち込み元気がなくなっていくことに触れ，ポジティブな組織文化を作る規範の中で，関係者を尊敬すること，喜んで責任を取ること，成果を改善するために改革を始めようと努力すること，仕事を楽しみ熱中すること……などを列挙している．つまり，FISH理論に基づく行動を展開することは，ポジティブな組織文化を創ることであり，職場の活性化に一役も二役もかっているのである．

C. 病棟マネジメントへの活用

FISH理論は多くの医療組織で活用されている．私たち看護師は，患者の幸せな生活を医療的立場から支援するプロであり，患者とともに生活を作り上げていく過程を日々展開しているチーム医療の一員である．1人ひとりの仕事で完結していることはない．次にその仕事を担う人が必ずいる．そのことを認識し，患者に対してではなく，同僚への気配り，目配り，そして心配りをしながら，同じ仕事をするなら楽しく仕事をする，少なくとも，笑顔での挨拶は基本である．

1　Be There

魚市場でお客さんを待っているのではなく，積極的に自分たちのほうからお客さんに声をかけていくように，積極的に患者にかかわる姿勢，また，病棟マネジメントの場合は，積極的にスタッフにかかわっていく姿勢として，「待ち」ではなくかかわる姿勢のことである．スタッフが何か言ってくるのを待つのではなく，普段から気配り，目配り，心配りをしながら積極的に現状把握のためのかかわりを持つ姿勢が大事である．何も言ってこないから問題なし，という解釈ではなく，管理者のほうから積極的に行動することが大切である．

2　Play

同じ仕事をするなら，楽しく仕事をしようよ，というスタンスである．単にまじめにケアを展開すればよい，マネジメントしていけばよいということではない．仕事の楽しさを見出し，自分たちが仕事を楽しみ，知識や技術だけでなく，患者やスタッフをリラックスさせる接遇を展開できる看護師や管理者であろうという姿勢である．看護師は，他人の幸せづくりの支援者としてのプロである．自分が不幸せなネガティブ感情のまま仕事をしていては本当の意味でケアリングを提供しているとはいえない．自分も楽しみながら仕事をするためには，その仕事にやりがいを持つことである．

3 Make Their Day

　常に相手が幸せに感じるには，どのようなケアを展開すればよいのか．またはスタッフが常に自分の専門性を発揮して，プロとして仕事をする環境づくりをするためには看護管理者としてどのようにしていけばよいのか．自分の仕事にやりがいを持ち，患者の幸せを支援するプロとして自分も楽しみながらかかわる時，常に相手を幸せにするにはどうすればよいかという視点，これこそケアの真髄，看護管理者のスタッフへのかかわりの真髄である．看護管理者として，常に，自分みたいな管理職でよいか自問自答しながら，スタッフの幸せを願う行動を示している．

4 Choose Your Attitude

　看護の仕事は決して楽な仕事，楽しい仕事ばかりではない．しかし，自分でその道を選んで生きているのは私たちである．すべては自分の意思で行動をとっている．誰かのせいでもなく，組織のせいでもない．患者を信じ，諦めずにケアする．同じように，スタッフを信じ，諦めずに育てていく．病棟マネジメントでもスタッフを支援するプロとして看護管理者は，常に「自分みたいな看護師長のもとで仕事をしたいか？」と自問自答しながら，どのようなスタッフに育てたいのか，目標を持って育てる．あるいは，病棟の経営という視点で，どんな病棟にしたいのか，目的や目標を持って病院の経営目標の達成とともに病棟を経営していく積極的行動をとることが求められる．そう，常に，人生は自分の随意筋で行動している．同じ，運営するのなら目標を持ち，目的意識を持ちながら楽しく自分のマネージャーという役割を謳歌しよう，ということを示唆している．

●引用文献

1) 藤野美代子：看護師の職務満足度に関する要因．日本看護学会論文集―看護管理34：130-132，2004
2) 藤野美代子：看護師長のリーダーシップ行動改善が看護師の職務満足度に及ぼす影響．日本看護学会論文集―看護管理35：51-53，2005
3) 藤野美代子：看護師の職務満足度に関する5年間の継続調査．日本看護学会論文集―看護管理37：70-72，2007
4) Hinshaw AS, Smeltzer CH, Atwood JR：Innovative retention strategies for nursing staff. J Nurs Adm 17 (6)：8-16, 1987
5) Deal TE, Peterson KT：Shaping School Culture：The Heart of Leadership, pp.11-33, 2002

10 エンパワーメント

A. エンパワーメントとは

　エンパワーメント（empowerment）は法律用語であり，「権利や権限を与えること」を指している．力のない者が力（power）をつける，獲得すること指し，1970年代のアメリカを中心に展開した公民権運動やフェミニズム運動などを通して，その考え方は，社会福祉や医療・看護，教育，ビジネスなど多くの領域に拡大している．自らの力を取り戻す，あるいは発揮させるためのプロセスや成果を含意し，そのプロセスでかかわるすべての対象に対して相乗効果をもたらすといわれている．J・フリードマン（John Friedmann）は，エンパワーメント・プロセスで社会的な力を獲得する基盤になる8つの資源をあげている．それらは，「命を育み，暮らしを営む」ための，①生活空間，②余暇時間，③知識と技能，④適正な情報，⑤社会組織，⑥社会ネットワーク，⑦労働と生計を立てるための手段，⑧資金である．また，この概念を社会福祉の場で展開していく時には，当事者たち自身がそのおかれた状況に気づき，問題を自覚し，自分たちの生活をコントロールしたり，改善したりする力をつけることが必要となる．すなわち，自律性を促しながら支援していくことを示している．

　一方，医療組織やその他ビジネスの世界で使用されているエンパワーメントの概念は，大きくこれらと異なることはないが，公民権運動やフェミニズム運動ではなく，個々人が持っている潜在的な能力も含めその能力を最大限発揮することで，お互いに良い相互作用をもたらしながら（良い影響を与え合いながら），自律した行動をとりつつ，不足している部分を支援することで，組織目標を達成していくことを指すことが多い．とくに看護管理者が看護組織で展開する場合は，組織目標を達成するために，組織成員1人ひとりの自律を促しつつ支援するというエンパワーメント・リーダーシップの形をとることが多い．

B. なぜ看護管理で有効であるのか

　看護管理者といえば，すぐに思い浮かぶのが看護師長である．看護師長は組織の中で，マネジメントのプロとして，ディレクションのプロである看護部長の役割とも，クリニカルケアのプロであるスタッフの役割とも異なる，マネジメントのプロである．

1　看護部長の役割

　看護部長はdirector of nursingといわれる．ディレクション（direction）とは「方向」などを意味する．決心する時や意見をまとめる時に十分な情報を与えるものという意味を持ち，組織の方向性，看護組織としてどのような組織に発展させていくのかを明確に示していく役割を持つ．

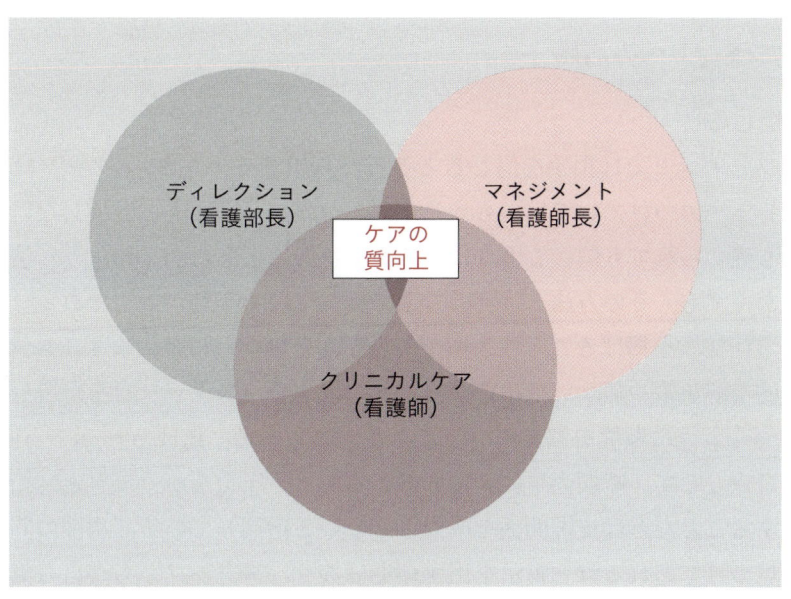

図1　お互いが支援関係にある看護組織

2　看護師長の役割

　看護師長はマネジメント（management）のプロである．最近，「管理」という言葉をあまり使わない．その理由はおそらく「管理」という言葉の放つ印象がいかにも上から目線で下の者を配下に置いているイメージがあるからではないだろうか．そのため昨今，カタカナで「マネジメント」と表現されることが多い．その看護師長の役割であるマネジメントとは，the process of managing という意味であり，この時のprocessは「過程」という意味よりも「調査分析する，データを処理する，一定の手順で扱う」という意味が大切である．すなわち，目的達成や創作することの方法，手順，工程であり，目標達成するためになんとかやりくりすること，そのために現状を把握し，いかにして組織を成功へ導いていくのか，という役割を担っているのが看護師長である．その関係は，決して上下関係ではない．お互いが支援し合い，その相互作用で質の高いケアを提供できる組織へと進化していくのである（**図1**）．

　お互いが自律したプロとしての支援関係者であるということをまずは認めなければ，エンパワーメントの概念を看護管理に活かすことはできない．スタッフをクリニカルケアのプロとして，彼らがいかにその能力を発揮できるのかその労務環境を整えるプロとして，スタッフの自律と，その支援を役割とする看護管理にとって，エンパワーメントの考え方は組織目標の達成に大変有効な概念である．

C. 病棟マネジメントへの活用

1 相手を信じる

　エンパワーメントでは相手を信じるところから始まる．「このスタッフは何を言っても聞かない」と決めつけていては，もうそこにエンパワーメントは発展しない．親が子を裏切られても裏切られても信じるように，スタッフのことをわが子のように信じ，たとえうまくいかなくても，その方法とは別の方法で接していく姿勢が大切である．また，自分の理想とする病棟像を掲げることは大切であるが，そのためには，まず，スタッフ1人ひとりに具体的な解決策や細かい指示をすることではなく，スタッフ自身が自分の課題や問題点に気がつくように環境を整えていくことが求められる．E.H.Schein（2009）は支援する時の注意点として，時期尚早に知恵を与えることや圧力をかけた対応，相手の依存に過剰に反応することなどは支援関係を成立させないと指摘している．病棟の問題点や課題などを先に見つけてあれこれと指示を出すのではなく，スタッフたちが自ら気がつく環境の調整と，気がついたときの支援関係を築いていく．そしてその時に大切なことは，お互いがプロとして対等な支援関係ということである．どちらが上，下などの関係ではないのである．

2 ポジティブ・フィードバック

　自律を促すことと支援ということは，看護師長という役割としてエンパワーメントを活かすために大切な働きかけではあるが，ネガティブな指摘は悪影響となる．たとえば，水分制限のある患者に「1日コップで2杯も飲めますよ」という表現と「2杯しか飲めません」という表現では，同じ説明をする状況でも受け取り方がまったく異なるということは，これまでもよくいわれていることである．すなわちポジティブ・フィードバックをスタッフに伝えることで，たとえば，目標到達が「60％も達成できたね！」という表現と「60％しか達成できていないね」という表現とでは，その受け止め方がまったく異なる．スタッフ1人ひとりが自分の問題点や課題を見出すような環境づくりと，答えを示すことのない支援が看護管理者として求められるのである．

3 組織目標の達成

　しかし，考え方によっては，スタッフ1人ひとりに焦点を当てすぎても組織行動として統合性がなくなる危険性もある．その結果，組織目標の達成ができなくなる場合もあるため，ある程度の制御は必要不可欠である．また，エンパワーメントするスタッフの能力を見極め，適切な業務の「量」「内容」を設定することも重要である．スタッフの能力をはるかに超えた業務を任せた場合，スタッフ個人としても一生懸命がんばってはいるが，スタッフ自身も不完全燃焼となり，また，支援をしてもそのスタッフは十分な能力を発揮することはできない．その結果，予定の結果が得られず，目標達成という自己肯定感の醸成による成功体験も蓄積されず，モチベーションの低下を招く危険性もある．さらに，エン

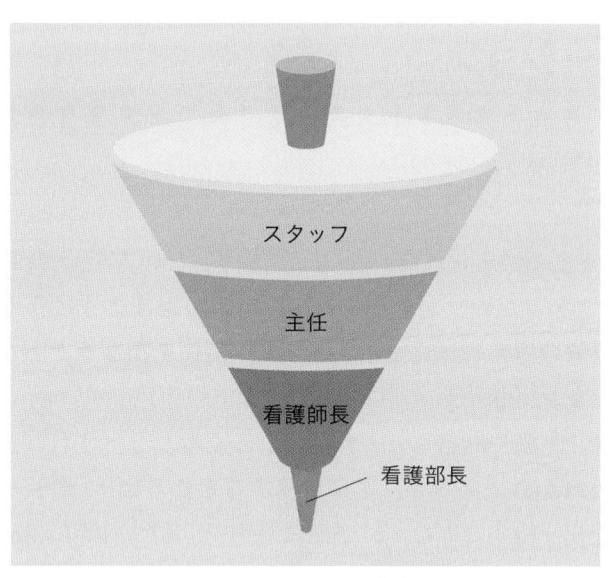

図2 エンパワーメントを促す看護組織のあり方

パワーメントをうまく活用するためには，そもそも組織としての方向性が明確であり，病院全体，病棟全体として自分たちがどこへ向かっているのか，スタッフ1人ひとりに伝わっていることが重要である．一般的にビジネス界では「経営理念，ビジョンの共有」「正当な評価と報酬」「能力の把握と資源の提供」という3つの要素が重要であるといわれている．

4　互いのエンパワーメントを促すための組織づくり

よく見かける看護部の組織図は，看護部長がトップにきて，一番下にスタッフがいて，まるでスタッフが土台となり看護部長を支えているかのような構図になっている．しかし，お互いが支援し合う関係として図2のような組織図を用いる病院もある．「組織コマ」である．これは，ディレクターとしてのプロである看護部長と，マネジメントのプロであり全体のバランスをとっている看護師長たち，そして，もっとも人目につき一番上でくるくる回っている面として見えているのがクリニカルケアのプロであるスタッフたちの図である．どうしても上下関係に陥りやすい看護管理者とスタッフとの関係であるが，上下関係ではなく，お互いが支援関係にあり，自律したプロとして，エンパワーメントしていくことを目的として組織づくりを展開していく．組織づくりは一朝一夕にはいかない．子育て＝個育て＝組織づくりである．

11 アサーション

A. アサーションとは

「自分の考えをうまく伝えられない」「また，きつい言い方をして，相手を傷つけてしまった」「本当は断りたかったのに」どうすれば，自分の思うようにうまく相手に伝えることができるのか．自分の考えや意見を相手との人間関係を損なうことなく表現するための考え方が「アサーション（assertion）」である．

アサーションは，主張や断言などと和訳されるため，ともすれば強く自己表現するというイメージを持たれがちであるが，本来意味するところは，「相手とのよりよい人間関係のため，相手の権利を侵すことなく，率直に誠実に，かつ対等に自己表現する」ことである．また，アサーションが実現されていることを，「アサーティブ（assertive）」とよぶ．

アサーションは，もともと，1970年代アメリカにおける人権擁護の思想と女性解放の理論を土台に発展したものである．近年では，欧米のみならず日本でも医療や企業，教育現場などで急速に普及を見せている．とくに最近では，ストレスを貯めないコミュニケーションのあり方として注目を集めている．

B. 看護におけるアサーションとは

対人援助職である看護職の毎日は，患者やその家族，医師，また看護部長・看護師長から部下・後輩まで，さまざまな立場や意見・考えの方々とのコミュニケーションに溢れている．患者やその家族の立場を重んじるばかりに，つい考えすぎて何も言えなくなってしまう．また，自分や自分の部署を守ろうとするばかりに，つい相手に対して攻撃的になってしまい，相手を傷つけるばかりか，自分自身も後味の悪い思いをすることもある．

さらに看護職がむずかしさを感じるのは，医師との関係性である．医師は看護師の患者情報を必要としている．とはいえ，これまで長きにわたって，看護師が直接的に自分の知識や明確な見解を医師に伝えることは歓迎されてこなかった．しかしながら，看護師には伝える「権利」があり，一方の医師も「伝えられる」という対等な人間関係を保つ「権利」がある．このアサーションの基本的な考え方こそ，現場に必要なものであり，柔らかな自己表現手段として，看護社会に定着し始めたのである．

アサーティブであることは，相手はもちろんのこと，自分自身も大切にし，自分の意見や考えを伝えることで，対人関係におけるストレスを軽減し，お互いの人間関係が向上するとともに自尊心も高めるのである．

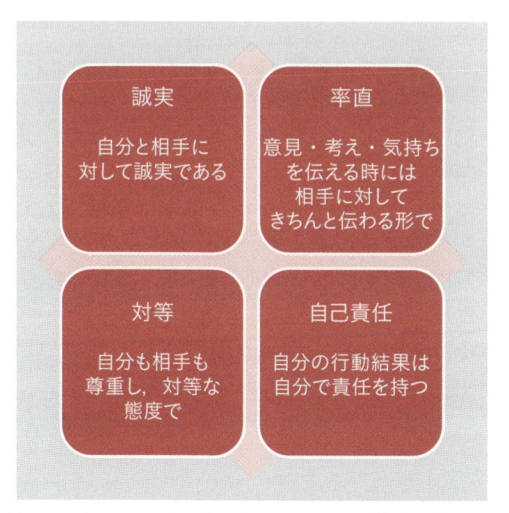

図1　アサーティブであるための基本ポイント

C. アサーティブであるために

アン・ディクソンによると，アサーティブであるための基本ポイントは，次の3つである．
①自分がどう感じ，どうしたいのかをまず自分自身ではっきりさせ，そのことを率直に具体的に伝える．②自分の言いたいことを最後まで伝える．必要ならば，何度でもくりかえす．③アサーティブな主張を損なうような反応をされたら，きっぱりと対抗する[1]．

このためには，誠実・率直・対等・自己責任の考え方を持つことが柱となる（**図1**）．

D. アサーションを活用するための具体策

自己表現には，大きく3つの種類がある．

1　攻撃的自己表現：私はOK，あなたはNOT OK

自分のことを中心に考え，相手に配慮せず一方的に自分の意見や考えを表現する．自分の意向を通すことはできるが，結果として相手を不愉快にし，お互いの人間関係が悪化したり，自分自身も後味の悪さを覚える自己表現．

2　非主張的自己表現：私はNOT OK，あなたはOK

必要以上に自分の意見や考えを抑え，相手の意向を常に優先する．"自分は我慢している"という気持ちのまま，相手に同調するので，ストレスを貯めやすくなるとともに，それが本心ではないため，相手に対しての否定的な感情を抱き続けることにもなる自己表現．

3　アサーションによる自己表現：私はOK，あなたもOK

自分自身に対して同様，相手のことも考え，配慮した自己表現．自分自身に誠実であり，相手に対して率直に対等な立場で自己表現するため，お互いが満足し，人間関係も向上する．

第2章 病棟マネジメントに役立つ理論とスキル

表1　DESC話法の例

〈例〉他病院から異動してきた中堅看護師．返事は良いのだが，少しでもわからないことがあると手を付けずに仕事をそのままにし，指摘すると言い訳ばかりがかえってくる．

第1段階	D：Describe 記述する	前回も同じことがありましたね．また，薬を忘れてしまうところでした．
第2段階	E：Express 表現する	ヒヤリ・ハットになりかねない事態でした．同じ看護職でも，環境が変わると勝手が違いますから，やりにくい所があるかと思います．
第3段階	S：Suggest 提案する	疑問点はそのままにしないで，いつでも遠慮なく質問してください．
第4段階	C：Conclude 結論づける	そうすれば，疑問点が解消され，新しい環境にも早く慣れていただいて，より働きやすくなりますよ．

● DESC話法

　アサーションによる自己表現の具体策として，DESC話法がある．DESCとは，①D：Describe：記述する，②E：Express：表現する，③S：Suggest：提案する，④C：Conclude：結論づけるという，4つの言葉の頭文字をとったものである（**表1**）．

① D：Describe（記述する）

　相手との会話にあたっては，まず，自分と相手の状況や客観的な事実を記述する．これは，お互いが納得できるものであり，相手の立場や意見を推測するものではない．

② E：Express（表現する）

　自分の主観的な意見や，考え，気持ちを，我慢することなく率直に伝える．

③ S：Suggest（提案する）

　だから，相手に何を望むのか，自分が考える解決案を提示する．

④ C：Conclude（結論づける）

　その提案を受け入れることで，どのような結果が訪れるか，とくに相手にとって，そして自分にとって，どのようなメリットが生じるかを誠実に伝える．

E. 病棟マネジメントにおける活用例と期待される効果

　病棟マネジメントにおけるアサーションは，我々の日常コミュニケーションの相手である医師・看護部長などの上司，先輩・後輩など同僚，患者とその家族，他科・他職種などすべてにおいて活用することができる．これまで医師に対して直接的な意見しか表現せず，関係が悪化してしまった，逆に看護師の立場から意見することに，必要以上の抵抗を感じ，後で後悔することになったこともあろう．いつ・誰とのコミュニケーションにおいても，自分が持つアサーションの権利を意識することで，双方が納得のいく自己表現が実現され，職場におけるストレスの軽減にもつながるのである．

● 引用文献

1) アン・ディクソン：第四の生き方「自分」を活かすアサーティブネス，第1版（竹沢晶子ほか監訳），44-50頁，つげ書房新社，2006年

12 交渉スキル

A. 交渉スキルとは

　交渉とは，ある状況における利害関係の中で，お互いの損が最小限になるよう取引をしながら，目標に到達するために議論し，最終的に合意にいたり，物事を進めていくことである．コッター[1]は，とくに「交渉」が必要となるのは，組織運営を進める中で，誰かが損をすることが明白であり，しかもその人に抵抗されると厄介な場面において有効であると述べている．

　組織運営において，すべての人・部門が満足する方法を進めていくことができない場合は多々生じる．たとえば，看護部としてその部門のトップは看護師たちの労働環境を改善するために人員の増加を望む一方で，病院としては人件費を抑えたいと考える．この時，組織としては，より質の高い医療の提供という共通の目標が存在するため，そのために多角的に検証し，議論し，最終的には合意にいたり，次年度の募集人員はこれくらいにしようという合意にいたる．このように交渉とは，対立関係にあるのではなく，同じテーブルにおいて，共通の組織目標達成に向けた建設的な意見に基づく合意形成のプロセスといえる．すなわち，合意形成の結果，組織がうまく運営できることでさらに組織として発展していくことを鑑みた，お互いがWin-Winの関係になることである．

●合意形成プロセス

　合意形成までにはどのような行動が求められるのか．基本的に交渉とは「勝負」ではない．組織としてビジョンに基づく目標達成に向けてお互いにとっての最善策を模索し，どのようにしたらよいのか具体的なアイデアを出し合うことで，もっとも良い結果を導いていくプロセスである．

①相手の意見を否定しない

　合意形成プロセスにおいて，相手の出方に対し構えてしまうことがある．しかし，まずは相手を受け入れるところから交渉は始まる．たとえ相手の言っていることがいかに自分にとって不利なことであったとしても，それをあからさまに露呈させるのではなく，ポジティブな言葉で返すことで，相手に悪い印象を与えないようにする．たとえば，頭から否定して「いや，そうじゃないと思うけど」と言うよりは，「なるほど，確かにそういう考えもあるよね」と相槌を打っておく．そのうえで相手の言いたいことを「あなたの言いたいことはこういうことですか？」とまとめてみる．まずは聞く態度が肝要である．

②自分の考えを相手に伝える

　相手の言うことをひとしきり聞いたあとは，具体例を示しながら，自分の伝えたいことを話す．具体例は，「たとえば～」というように相手に伝わりやすい比喩を利用することで，相手が理解しやすくなる．人間は必ず自分の経験知から理解する思考回路であるため，相手の経験している状況による比喩を入れながら話を進める．

③交渉の目的を見失わない

どのような結果で合意することがもっとも良い結果となるのか，と組織目標の達成を考え，感情で話を進めないようにする．ある程度，初めからうまくいかないことも想定し，議論における合意形成までのおおよそのプロセスを考えておく．相手はどのようなことを普段から気にかけているのか，何に価値をおいているのか．前もって情報収集による戦略を立て，If I were youというスタンスで，基本的に相手も最小限の損，あるいは相手も得するように，という視点で議論を進めていく．

④代替案も準備する

すべて自分が考えているように物事が進むとは限らない．お互いに損をしないように，ある程度妥協の必要性も出てくる．そのためには1つの結論だけを求めるのではなく，いくつかの代替案を準備しておく．代替案を考えるためには，前もって収集した情報をもとに，お互いにとってどこまで妥協できるのか多角的シミュレーションの結果を前もって情報源として持っておくことも合意形成をスムーズにする1つの方法である．

組織運営では，あくまでも組織としての目標達成が共通項であり，個人的感情を役割としての職務に入れてはいけない．交渉にあたる場合には，相手の優れた部分を見る性善説で話を進めることが肝要である．最初から論破しよう，打ち負かそう，など「勝負」のように捉えていては，本末転倒となり，揚げ足を取った会話やネガティブなフィードバックの会話となってしまう．あるいは，自分の伝えたいことが伝わっていないと感じ，拙速に「だから～」などというイライラした態度をむき出しにしてしまう．交渉はIf I were youというお互いの立場に立ち，相手が理解してくれない，という視点ではなく，自分の説明の方法を変えてみよう，というスタンスに立つとよい．

B. なぜ看護管理に有効であるのか

1 患者との交渉

患者とのケアの中にも交渉は日常的に存在する．日常ケアの中には，患者にとって苦痛を伴うことをあえてしなければならないこともある．とくに小児科における日常ケアでは，ケア行動に非協力的な小児が存在することは多々ある．小児は成人と異なり，嫌なものは嫌だとはっきりと拒否する場合がある．その時にも交渉により，ケアを進めることはよくある．あるいは，社会的入院が発生しないように，入院時から退院後の生活にかかわることで，病院と患者，両方がWin-Winの関係になるよう退院調整を図る場面でも交渉は存在する．

2 看護組織における交渉

看護管理者のうち，組織を方向づけていくディレクターとしての役割のある看護部長は，さまざまな場面で他部門との交渉が発生する．一方，同じ管理職でも，組織をうまく

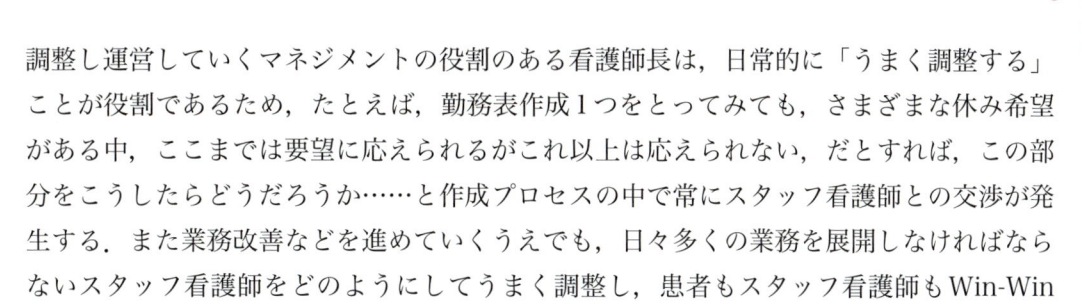

調整し運営していくマネジメントの役割のある看護師長は，日常的に「うまく調整する」ことが役割であるため，たとえば，勤務表作成1つをとってみても，さまざまな休み希望がある中，ここまでは要望に応えられるがこれ以上は応えられない，だとすれば，この部分をこうしたらどうだろうか……と作成プロセスの中で常にスタッフ看護師との交渉が発生する．また業務改善などを進めていくうえでも，日々多くの業務を展開しなければならないスタッフ看護師をどのようにしてうまく調整し，患者もスタッフ看護師もWin-Winの関係になるような労務環境を作っていくかという交渉が日常的に発生する．

3 医師との交渉

さらに，スタッフ看護師と医師との関係性でも看護師長の調整役割としての交渉術が必要とされることは多々ある．往々にしてチームプレイから逸脱してしまいがちな医師に対するスタッフ看護師たちの不平不満の調整役としても看護師長が要となることがある．スタッフ看護師達がいかにうまく医師との意思疎通ができ，良き関係性を保ちながら，患者にとってもっとも良いケアを展開できるか．チーム医療において，医師と看護師の関係性をうまく調整するための交渉役を看護師長が担う場面も多々ある．

このように考えた場合，看護管理において交渉というスキルは，日常的に展開するさまざまな相手との合意形成プロセス術なのである．

C. 病棟マネジメントへの活用

病棟のマネジメントは，ほぼ看護師長に任されていると言っても過言ではない．看護師長の役割は，大別すると2つ，「経営目標の達成」と「人材の人財化」である．

1 経営目標の達成

看護部の管理者として，看護部長とはその役割を異にする管理職である．組織全体を方向づける役割である看護部長に比べ，病棟の看護師長たちはミドルマネージャーともいわれ，よく引用されるリカート[2]の組織理論でも，システム理論をベースに看護師長を組織内の連結ピンにたとえ，連結ピンが上位組織（病院組織の場合，看護管理部門や他の管理部門）や下位組織（スタッフ）と有機的につながることで，組織内の小集団（部署）どうしの協働性の向上や集団成員の組織参画意欲の向上につながることが述べられている．これらの他部門との有機的つながりを持つためには，さまざまな場面で交渉スキルが必要となる．いかにして病棟を運営していくか，まさにマネジメントとしての役割である「経営目標の達成」のために，病棟構成員と管理部門や，他部署との合意形成を図りながら，お互いがWin-Winの関係になるように調整する役割を担うのが看護師長である．

2 人材の人財化

「じんざい」には，「人材」と「人財」と「人在」，そして「人罪」がある．「人材」は，

まだ秘めた能力のあるダイヤモンドの原石のようなものである．一方「人財」は，組織にとって有効な能力を発揮する，組織として手放したくない存在である．「人在」は，ただそこに存在するだけの人であり，「人罪」にいたっては，組織にとっていないほうがよい人のことを指す．これらを鑑みれば，入職してくる「人材」がより能力を発揮できるような労務環境を作ることで「人財」化することが労務管理者として大切な役割である．労務管理といえば，その際たるものが前述した勤務表の作成であり，この勤務表作成時などは，まさに交渉の連続である．お互いに休みの希望日が重なったところは，当人どうしで交渉する場合もあるが，基本的には看護師長が勤務表を作成するために交渉することが多い．あるいは，とても休み希望の多いスタッフ看護師に対しその理由を確認し，勤務表作成していく作業プロセスの中で，どこでお互い様という精神のもと折り合いをつけていくのか，まさに交渉である．これらの労務管理者としての交渉スキルを磨くことで，スタッフ看護師1人ひとりの意をくんだ勤務表の作成につながり，就労環境に対する不満や不平をうまくマネジメントすることが可能となる．その結果，その職場で継続して働いてみようというモチベーションアップにもつながると考えられている．

● 引用文献
1) コッターJP：人と組織を動かすリーダーシップ論，116-135頁，ダイヤモンド社，1999
2) リカートR：組織の行動科学（三隅二不二訳），56-57頁，ダイヤモンド社，1968

13 職場環境の5S

A. 5S活動とは

　5Sとは整理（Seiri），整頓（Seiton），清掃（Seiso），清潔（Seiketsu），しつけ（Shitsuke）の5つの活動を示すものである（表1）．これらの5つの活動によって業務のムリ，ムラ，ムダが減少し，効率性やモラルが向上し，組織の活性化が図られるとされている．

　そもそもは，生産現場などで品質の高い製品を効率的に生産することにより，顧客満足と利益を生み出すための手法であるが，近年は医療施設でも5S活動が取り入れられるようになった．

B. 医療施設における5S活動の目的

　5S活動が医療施設に導入されるようになったのはなぜなのだろうか．1999年に相次いで起こった医療事故をきっかけに，医療の安全と質の向上が強く求められるようになる一方で，医療の高度化・複雑化や過密化が進み，医師や看護師の業務負担は過重となり，人員不足が大きな社会問題となった．医療の質が向上するためには，人材の育成が重要であり，実践の中で人材を育成するもっとも効果的な方法が，5S活動によってすべての職員が"カイゼン"の意識を持つことであると考えられたからではないだろうか．

　5S活動は単なる整理や整頓による施設の美化活動ではない．その目的は全職員が5S活動を実践することによる，「職員が気持ちよく働ける職場づくり」「自律した職員の育成」と「患者安全の確保」なのである．

C. 5S活動のプロセス

　5S活動は組織全体で取り組んで初めてその効果が得られる．5S活動の実践にはトップが先頭に立ち，職場のムダやリスクを見つけ出し改善することを業務と位置づけ，職員に宣言する必要がある．次に「5Sチーム」を設置し，職員教育，整理整頓の基準作成と実践のスケジュールを立案し，職員全員で清掃を実施する．そして，その状態を維持できる

表1　5Sの定義

整理	必要なものと不要なものを分け，不要なものを捨てること
整頓	必要なものがすぐに取り出せるように置き場所，置き方を決め，表示を行うこと
清掃	掃除をして汚れのないきれいな状態にすると同時に，細部まで点検すること
清潔	整理・整頓・清掃を徹底して実行し，汚れのないきれいな状態を維持すること
しつけ	決められたことを，決められた通りに実行できるよう習慣化すること

ように点検・評価し，職員の認識の共有化と改善が継続されるために，その成果を発表し表彰する場を設ける．さらに質の向上を目指すために，定期的（6ヵ月ごと）にこのプロセスを繰り返していく必要がある（**図1**）．

D. 5S活動の実際

まず，看護師長は職員に5S活動の目的，その必要性と方法について職員に説明する．この時，何があっても途中で投げ出さないことを自分自身に誓い，職員に言明しておくことが重要である．

次に5Sチームを結成するが，チームの活動がよく見えるように5人のメンバーで構成する．5Sチームリーダー（以下リーダー）は，業務をよく理解していてなおかつ整理整頓が得意な人を選ぶとよい．身の回りが整理整頓されている人は，思考プロセスも整理されている傾向がありリーダーとして適任である．また，サブリーダーは，リーダーと相性の良い若手を起用すると5S活動が活性化される．

リーダーは看護師長と相談しながら職場の不要品基準を作成する．不要品の基準があいまいだと，何を処分するべきか判断に迷うので，しっかりと基準を作成しよう．たとえば，必ずしも必要ではないが何となく使用している棚，規格がまちまちなファイル，6ヵ月以

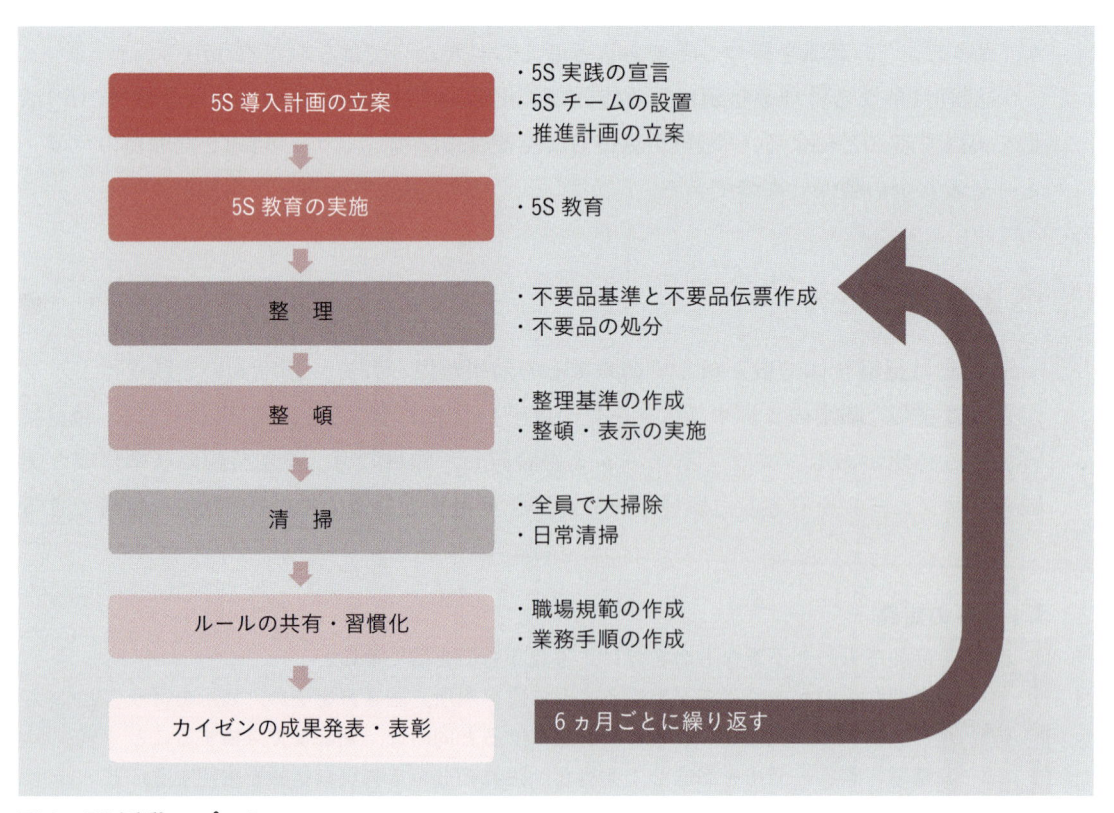

5S導入計画の立案	・5S実践の宣言 ・5Sチームの設置 ・推進計画の立案
5S教育の実施	・5S教育
整理	・不要品基準と不要品伝票作成 ・不要品の処分
整頓	・整理基準の作成 ・整頓・表示の実施
清掃	・全員で大掃除 ・日常清掃
ルールの共有・習慣化	・職場規範の作成 ・業務手順の作成
カイゼンの成果発表・表彰	6ヵ月ごとに繰り返す

図1　5S活動のプロセス

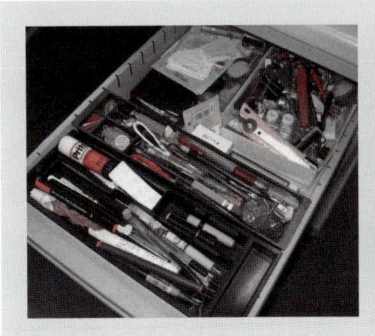

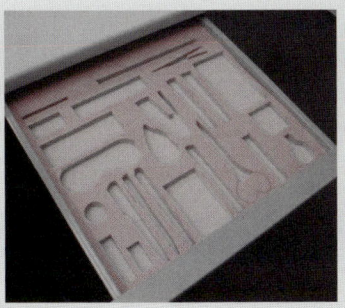

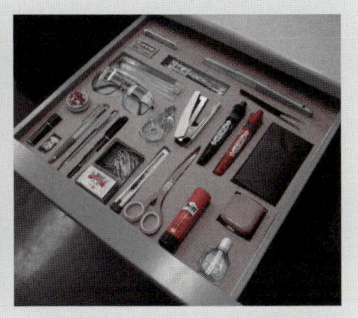

図2 ワンベストの例

上使用していない材料や数量が多い物品などである．材料については，物流部門の協力を要請し材料の供給を頻繁にしてもらうことで，たくさんの材料を持っておく必要はなくなる．また，引き出しの中は「ワン（1）ベスト」を基準にし，同じ物品を複数置かないようにする（**図2**）．1つだけではとても足りないと思われがちだが，実際には使用する度に元の位置に戻しておけば案外困らないものである．

次に，不要品基準をもとに不要品を処分する．この時，赤い不要品伝票を作成して処分するものに貼ると，赤い色が痛みを連想させ，二度と不要品を出さないという反省につながるといわれている．

不要品を処分したら，ものの置き場所を決める．この時，作業の動線が効率的になるように配置すること，ものを詰め込まないようにゆとりを持たせる．また，ものの収納に見合う棚や仕切りを工夫することで，ものを探す時間のムダ，取り出しにくさを解消することができる．医療材料の収納棚は透明な扉がついていて水やほこりをかぶらないように管理する．汚れが付いた材料は不良在庫となり，ムダにつながる．

清掃は，清掃のルールと分担表を作成して清掃道具をそろえ，全員参加で大掃除をする．長年の汚れを洗い流してピカピカに仕上げよう．一度きれいにすると，新たな汚れが目立つようになり，汚れの原因になる作業も明確になり再発防止につながる．その後は清掃ルールに従って定期的に清掃し，清潔な職場を維持する．

最後に，清潔な職場を維持するために，職場のルールを明確にする．職場のルールとは，時間を守る，挨拶や報告・連絡・相談をする，業務の手順を守るなどであるが，とくに業務手順が明文化されていないと個々の業務にばらつきが出てしまい，エラーのもとになる．業務手順は誰が見てもわかるように作成し，みんなが手順通りに業務を行うようになるまで看護師長は忍耐強く指導しなければならない．これがしつけである．

E. 病棟マネジメントにおける5Sの活用例と効果

5S活動の最初の壁は「ものを捨てられないこと」である．「捨てるのがもったいない」「いざという時ものがないと困る」「歴代の看護師長から引き継いだものを，自分の判断で捨

てられない」などがその理由だ．

　ものが多いことすべてが問題なのではない．ものの種類や数量に見合った配置のスペースやレイアウトが適切で，必要な時にすぐに使用できればそれでよいともいえるが，ものの種類や数量が多いということはそれを管理するための時間やマンパワーがより多く必要となる．また，スペースが広くなればそれだけスタッフの作業動線が長くなり，作業効率は低下してしまう．SPD(supply processing and distribution)システムなどを活用して，こまめに物品を補充してもらうようにすると，デッドストックがなくなり，経営にも貢献できる．材料の供給部門と協力して自部署の材料の消費量を数値化してもらい，必要数を算出してもらうとよいであろう．一年間，一度も使用しなかった材料は，思い切って定数配置から外し，供給部門で管理してもらうほうが効率的かもしれない．

　看護師長は日々，多くのことを管理している．優先順位の低いものは遠くに置き，管理しなければならないものを1つずつ減らさなければ，本当に必要なマネジメントはできないのではないだろうか．

　整理整頓され，清掃が行き届いた病棟は清潔感があり，スタッフがいつも気持ちよく挨拶を交わすことで，患者に「ここなら自分の身を預けても大丈夫だ」という安心感を与え，患者との信頼関係を築く大切な要素となる．

　逆に，いつも決まった場所にあるものがその場になかったために，別のもので代用しようとしてインシデントが発生することがある．インシデントはエラーの連鎖が続いてしまうことで起きる結果であり，常に整理整頓し，決まったとおりに作業をすることでエラーが見えやすくなり，エラーの連鎖を止めることができる．安全はリスクを可視化しコントロールすることが重要なのである．

　5S活動によってこれまでは見えなかった，作業のムダ，不安全な行動，時間のムダなどの原因が明らかになり，原因が明らかになることで再発防止が可能になる．5S活動によって，仕事のムダの減少，安全の確保，接遇の向上，チーム医療の向上や患者満足が得られ，自律した人材の育成による組織の活性化が図られる．5S活動は本来あるべき姿の共有化であり，管理の原点なのではないだろうか．

● 参考文献
1) 竹田綜合病院，高原昭男：病院5Sのすすめ方，日本プラントメンテナンス協会，2005
2) 高原昭男：医療安全の5S．医療安全No.15：52-55，2008
3) 西沢和夫：5S導入ハンドブック，かんき出版，2007

14 目標管理

A. 目標管理とは

1　P.F.ドラッカーとその後の目標管理の概念

　医療が急激に変化する中，医療機関であっても組織としての健全な経営と成果が求められている．近年，多くの医療機関では目標管理が導入されている．では，なぜ，組織には目標が必要であるのか，そもそも目標管理とは何か，その概念について考えたい．

　目標管理（management of objective）という概念を初めて用いたのは，ドラッカーである．彼は，『現代の経営』（1954）[1]の中で，「今日必要とされているものは，1人ひとりの人の強みと責任を最大限に発揮させ，彼らのビジョンと行動に共通の方向性を与え，チームワークを発揮させるためのマネジメントの原理，すなわち1人ひとりの目標と全体の目標を調和させるためのマネジメントの原理である．これらのことを可能にする唯一のものが，自己管理による目標管理である」と述べた．言い換えると，「目標管理とは，1人ひとりの人の強みと責任を最大限に発揮させ，彼らのビジョンと行動に共通の方向性を与え，チームワークを発揮させるためのマネジメントの原理，すなわち1人ひとりの目標と全体の目標を調和させるためのマネジメントの原理」である．ドラッカーの目標管理は，経営のトップが持つ戦略を，上級管理者，中級管理者，現場監督者へとブレークダウンし，綿密な連携の下に統一的に遂行することに重点がおかれる．

　奥野[2]は，ドラッカーが用いた目標管理は，「全般管理システム」，「管理哲学」であり統制の手段としての意味合いが強い（機能的側面）と述べている．この目標は，事業が成果をあげるために必要なことで，より高い成果は，企業で働く者1人ひとりが各人の仕事に期待される成果を事業目標との関連（＝連鎖）で理解することによってもたらされると述べた．

　ドラッカーが提唱した「管理哲学」としての「目標管理」は，1960年代に入るとD.マクレガーが「参加的側面としての目標管理」として実務的に発展させ，「X理論・Y理論」として展開することを通して，従業員の「自己実現の欲求」が仕事の中で満たされるように，個人目標と組織目標の統合のための「目標面接」と「評価」という一連のプロセスを経ること説明した．

　1960年以降は，全般管理システムというよりは「人事管理システム」として発展した．日本における目標管理は，この意味合いを強く持つ．すなわち，近年の人事管理に基づく目標管理の導入は，「個の尊重」「働きがい（動機づけ）」「個人の能力開発」などが，その目的として変化してきた．「個の尊重」とは，目標を管理者が一方的に与えるものではなく，個人が自分のものとして位置づけることを促すことである．「働きがい（動機づけ）」を高めるためには，働く人をどのように定義し，従業員の自己実現の欲求に注目したうえで，個人目標と組織目標の統合のための目標面接のプロセスについて論じた「X理論・Y理論」

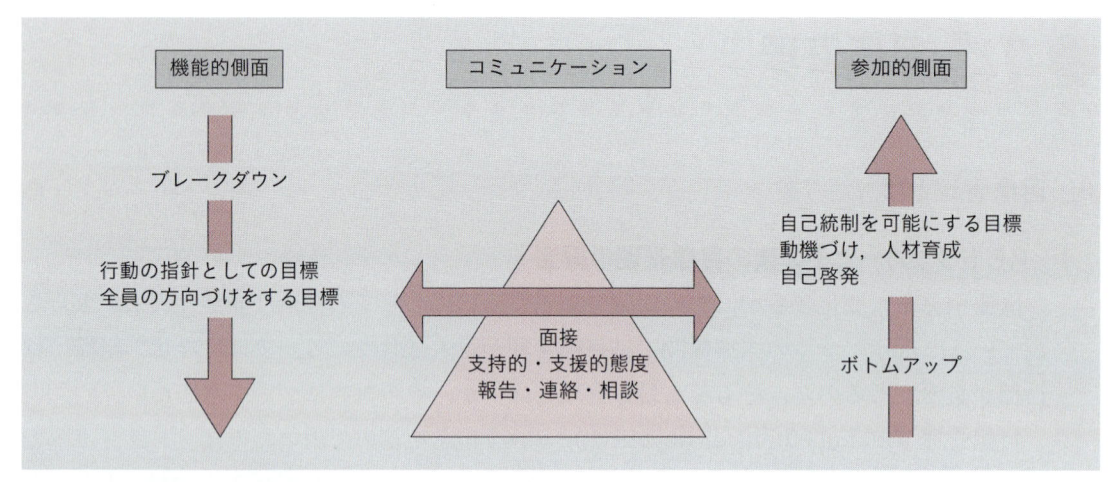

第2章 病棟マネジメントに役立つ理論とスキル

図1 目標管理の2側面とコミュニケーション
(奥野明子：日本における目標管理の現状と課題．経営研究47（1）：99, 2001より引用)

やハーズバーグの「動機づけ・衛生要因」，従業員個人が何を期待し，何によって動機づけられるかを説いた「期待理論」などが参考になるだろう．「個人の能力開発」という観点では，「キャリア開発」や「キャリア発達」などが参考になるだろう．

2　組織の持つ使命と目標

ドラッカーは，「組織がもつ使命」[3]を下記の3点で説明し，その組織の使命を達成することのできる組織目標を立てることが必要であるとした．

①自らの組織に特有の使命を果たす
　マネジメントは，組織に特有の使命，すなわちそれぞれの目的を果たすために存在する．
②仕事を通じて働く人を生かす
　現代社会においては，組織こそ，1人ひとりの人間にとって生計の資（かて），社会的な地位，コミュニティとの絆を手にし，自己実現を図る手段である．当然，働く人を生かすことが重要な意味を持つ．
③自らが社会に与える影響を処理するとともに社会の問題について貢献する
　マネジメントには自らの組織が社会に与える影響を処理するとともに社会の問題の解決に貢献する役割がある．
　この組織の持つ使命を果たし，かつ各人が事業の目標との関連（連鎖）を見出すためには，「マーケティング」が必要である．「われわれの事業は何か．何であるべきか」[4]という問いを定義することが必要である．その際，顧客が何を求めるか，である．「顧客は誰か」という問いこそもっとも重要である．「顧客」には，「患者や家族」だけではなく，「職員」も含まれることを忘れてはいけない．

3　目標設定のポイント

●目標設定理論

　1968年にアメリカの心理学者であるエドウィン・ロックが，目標設定理論[5]を提唱した．目標設定理論とは，「数あるモチベーション理論のなかで，人間のもつ意思や目的の働きを重視し，意識的かつ適切に設定された『目標』が人を動機づけるとする理論」[5]であり，人が動機づけられ，行動する目標設定の4つのポイントが示している．

①目標の困難度

　目標の困難度と個人のパフォーマンス水準は比例するということである．実現するために多くの工夫と努力を要する，あるいは短時間で達成しなければならない目標ほど，高いパフォーマンスを得ることができる．同じ目標であって少し長い時間を与えられたとしたら，パフォーマンスはそれ以上には上がらず，長い時間の中で行動が分散するといわれている．しかし，忘れてはいけないのは，この「困難な目標」を個人が受け入れなければ，パフォーマンスも得られないということである．

②目標の具体性

　数値目標や期間などを示した具体的な目標は，「とことんがんばれ」「最善をつくせ」というような漠然とした目標より高い成果を生むといわれている．

③目標の受容

　「目標」を個人が受け入れることをしなければ，成果を生むことはできない．

④フィードバック

　目標設定にフィードバックが組み合わされた場合，モチベーション効果は高くなる．フィードバックは，その回数よりも時期が重要で，早い時期にフィードバックするほうが効果的だといわれる．フィードバックでは，「仕事の成果」の評価をもとになされるが，一方通行ではなく管理者と従業員の合意でなされることが望ましい．この合意ができない管理者は「無能」と評価される．

　ロックはまた，目標は1つではなく，2つ，すなわち長期目標と短期目標があったほうが人は動機づけられ，行動するとも述べている．

●目標設定の目的（SMART）

　松下[6]は，目標設定の目的をSMARTとして述べている．S：specific（具体的か），M：measurable（測定可能か），A：achievable（達成可能か），R：realistic（現実的か），T：time bound（時間制限はどうか）である．目標のための目標ではなく，現実的で実現性があり，時間的な制限が明らかで，さらに評価可能な目標を設定することが重要だろう．

B. 看護における目標管理とは

　日本看護協会は，「目標管理」を下記のように定義[7]している．

　「上司と部下が話し合い，組織・部門目標と合った自己目標を設定し，その目標達成に向けて各自が自主的・自律的に努力することによって，組織業績の向上と働きがいの実現

を目指すマネジメント・システム．設定したプロセスとしての努力と結果としての成果を評価し，動機づけを図るとともに一般的には処遇に反映するもの」[日本看護協会　給与（人事）関連用語集]．

目標管理の目的は，組織業績の向上と動機づけを高めることである．看護業務基準（1995）[8]は，「看護実践の組織化の基準」において，「継続的かつ一貫性のある看護を提供するためには看護の組織化が必要であり，その組織は理念に基づき運営される」と看護管理者が担うべき組織化の基準を述べている．看護管理者が効果的な組織化を行うためには，組織の理念を反映した「目標管理」が必要であると考えられる．多くの病院では目標管理を導入し，運用をしており，一部の病院ではその評価に基づいて処遇に反映している．目標を具体化するため，バランスト・スコアカード（BSC）などを用いる病院もある．

C. よりよい目標管理を行うための理論とスキル

1　D.マクレガーのX理論・Y理論

D.マクレガーは，1960年に『企業の人間的側面』という書物を出版し，その中でX理論・Y理論という理論を提唱した．この理論は，経営管理者が意思決定をして行動する際，人に関しての考え方が背後にあり，その考え方に2つのタイプが存在するという仮説を基にした[9]理論である．「X理論」に基づく人間は，「人は元来働くのは嫌いだ」などとするマズローの低次の欲求を持つ存在であり，「Y理論」は，「仕事に対して心身を使うのは人間の本性である」とするマズローの高次の欲求（自己実現など）に基づく人間像であると定義した．マクレガーは，従業員の「自己実現の欲求」が仕事の中で満たされるように，目標面接を提唱した．具体的には，上司と面接は，①期初に，何を，いつまでに成し遂げるかという目標を設定し，②期中に進捗状況を検討し目標の修正や目標達成のための手段を講じ，③期末にその達成状況を評価するという一連のプロセスである．

2　ハーズバーグの動機づけ・衛生要因

ハーズバーグ[10]は，仕事の動機づけは，「仕事内容およびそれに関連する要因」によってなされると述べ，仕事の環境要因（衛生要因）は，直接には仕事の動機づけとはならないが，不満を取り除き組織崩壊の予防となるということである．目標を設定する際は，本人が仕事内容の何によって動機づけられるかを見据えるとともに，不満要因を取り除くことが重要といえる．

3　ポーターとローラの期待理論

期待理論の基本は次の式で示される．

M（行動の大きさ）＝E（行動結果が報酬をもたらす期待）×V（その報酬の価値）

すなわち，期待理論は，従業員が動機づけられ，結果をもたらすような行動を示すよう努力するためには，彼らがどのような報酬を期待しているか，行動結果がどのような報酬

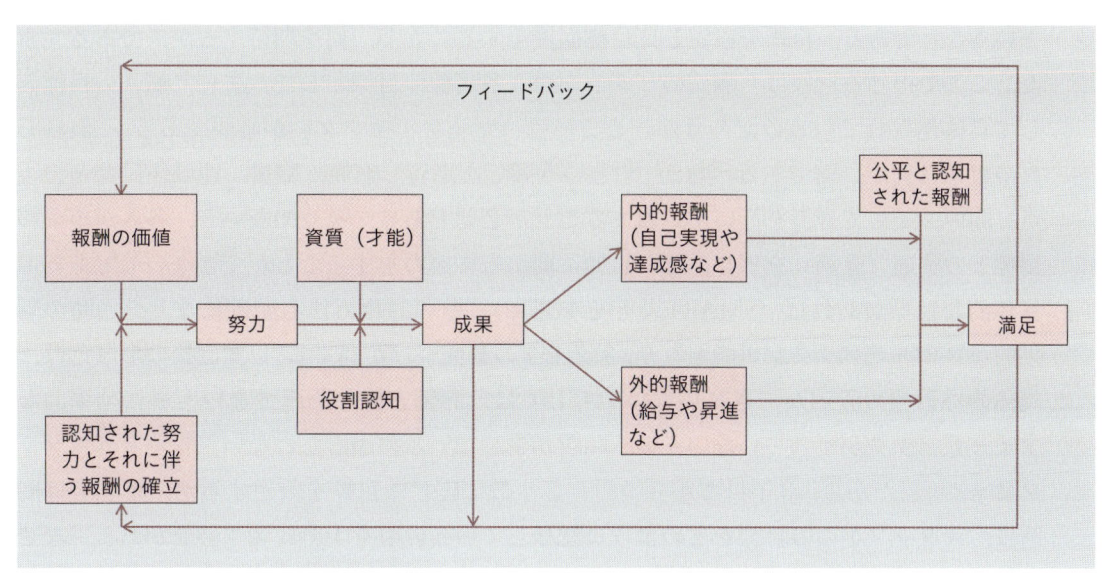

図2 ポーターとローラの期待理論

をもたらすと理解しているかを考慮する必要があるということである．この理論をわかりやすく説明したのが，ポーターとローラである（図2）．

4 バランスト・スコアカード（BSC）

1992年にハーバードビジネススクールのR.S.キャプラン教授とD.P.ノートン氏によって発表された新たな業績評価システムであり，企業の持つ重要な要素が企業のビジョン・戦略にどのように影響し，業績に表れているかを可視化するスコアカードを用いる．従来の財務分析による「財務の視点」，「顧客の視点」，「内部業績プロセスの視点」，「成長と学習の視点」や従業員の意識や能力の視点を加味し評価を行うことで，より具体的な有形資産，無形資産，未来への投資を含め，総合的に評価することができ，同時に従業員は努力や行動の具体的な目標を持つことができる．医療においては，2003年にBSC研究学会[11]が発足し，病院で活用されている．病院はビジョン，戦略を明確にしたうえで，4つの視点で数値目標を設定している．

D. 病棟マネジメントにおける活用例と期待される効果

多くの病院は目標管理を導入している．筆者は，看護管理者教育の受講生から「目標管理をしているが，どのような目標を設定したらいいかわからない」「病院のビジョンに基づき目標面接をするが，どうも形骸化している」「スタッフには，2年目だから，3年目だから，とその年数に応じた目標を設定するがその方法でいいのだろうか」などという質問をよく受ける．

ここでの問題点は何か．「何のための目標管理であるのか，その目的が明確ではない」

第2章 病棟マネジメントに役立つ理論とスキル

ということである．目標を設定し，目標面接をすることで，何を期待するか，である．また，ここで掲げる目標は，病院のビジョンから各病棟の目標として，また，個人の目標として具体化されているのだろうが，ここには「マーケティング」が必要である．「われわれの事業は何か．何であるべきか」[4]という問いを患者，家族，職員，地域住民などの視点で問い，そして分析を行い，定義することが必要である．そうでないと，各人が事業の目標との関連（連鎖）を感じ，その目標に向かって努力をすることができないのである．具体的な目標があれば（SMARTなどを参考に），その評価方法も明確になり，適時の効果的なフィードバックが可能となり，スタッフの動機づけが高まる．目標面接の形骸化は，具体的な目標の設定ができていない，もしくは，評価方法が明確でないために効果的なフィードバックができていないという問題が生じているのかもしれない．管理者はスタッフに「2年目だから，3年目だから……」と年数に応じた目標を設定するが，管理者は同時に，スタッフがこの目標をどのように認識しているのかを十分に問う必要がある．なぜならば，それは，組織としての目標であって，スタッフが自分の目標として受け止めなければ，成果が得られないからである．また，このスタッフは，何によって動機づけられるかも十分に考慮したうえで，目標面接をすることが必要である．スタッフが期待することは何なのか，そのことにどのような価値を持っているかを明確にすることで，より効果的な成果を得ることができる．目標面接をすることが目標ではなく，その成果をどこに置くかがとても大切である．

●引用文献

1) P.F.ドラッカー：現代の経営　上（上田惇生訳），187頁，ダイヤモンド社，1956
2) 奥野明子：日本における目標管理の現状と課題．経営研究47（1）：92, 2001
3) P.F.ドラッカー：マネジメント【エッセンシャル版】—基本と原則（上田惇生訳），9頁，ダイヤモンド社，2001
4) P.F.ドラッカー：マネジメント【エッセンシャル版】—基本と原則（上田惇生訳），22-36頁，ダイヤモンド社，2001
5) 金井壽宏，髙橋　潔：組織の中の個人．組織行動の考え方，65-66頁，東洋経済新報社，2004
6) 松下博宣：続・看護経営学—「超」実践編，初版，132-133頁，日本看護協会出版会，1977
7) 日本看護協会：給与（人事）関連（用語集）
http://www.nurse.or.jp/nursing/practice/shuroanzen/chingin/01/04.html（2012年3月28日閲覧）
8) 日本看護協会（編）：看護業務基準集（2007年改訂版），12-13頁，日本看護協会出版会，2007
9) 柴田悟一ほか：モチベーション，経営管理の理論と実際，27-31頁，東京経済情報出版，1997
10) 柴田悟一ほか：モチベーション，経営管理の理論と実際，31-32頁，東京経済情報出版，1997
11) 日本医療バランスト・スコアカード研究学会プレス発表資料掲載記事（2003.10.20）

人材資源活用のためのスキル

15 キャリア発達理論

A. キャリア発達とは

1 キャリアとは

「キャリア（career）」の語源は[1]厚生労働省の報告書によると，中世ラテン語の「車道」を起源とし，英語で競馬場や競技場におけるコースやそのトラック（行路，足跡）を意味するものであった．そこから，人がたどる行道やその足跡，経歴，遍歴なども意味するようになり，この他，特別な訓練を要する職業や生涯の仕事，職業上の出世や成功も表すようになった．人の一生における経歴履歴の部分を「人生のキャリア」とよび，そのうち職業を切り口としてとらえた場合に「職業キャリア」とよぶ．

D.T.ホール[2]は，キャリアの定義を，「ある人が人生のコースを通じて演じる役割の連続や組み合わせである．役割を演じたライフサイクル・長さ・範囲としての時間，演じた役割の数である幅・視界の広さ，その役割に関与する程度の深さを3次元で考え，仕事，すべての生活をカバーするもの」と定義し，その4つの視点として①昇進・昇格，②ある種の専門職，③生涯にわたる職業経歴，④役割に関連した諸経験の生涯にわたる連続とした．すなわち，「人生のキャリア」と「職業のキャリア」を合わせて「キャリア」と定義した．

● キャリアの効果性

D.T.ホールは，キャリアの効果性に関する検討も同時に行っている．キャリアの効果性とは，「自己および他者の目から見たキャリアにおける全般的な成功度」を表す．キャリアの効果性の構成要素として，さまざまな役割における個人の業績（パフォーマンス），年収や地位といった客観的な価値基準で表現されるものに加えて利害関係者による評判や評価，また自己の態度や適応性，自己概念の明確度などが含まれる．キャリア効果性の4つのタイプは，**表1**として整理している．すなわち，キャリアの効果性を考える際，短期，長期の効果の違いを理解したうえで，自身のキャリアや，従業員のキャリア発達を促す必要性を示唆しているといえる．

表1 D.T.ホールによるキャリアの効果性

焦点		時間幅	
		短期	長期
焦点	仕事	パフォーマンス	アダプタビリティ（適応力，順応性）
	自己	態度	アイデンティティ

(Hall DT：Careers In and Out of Organizing Life Patterns, p.134, Jossey-Bass, 2002より翻訳)

2 キャリア発達とキャリア開発

シャインは，キャリアを「キャリアとは，生涯を通しての人間の生き方，表現である」と定義し，キャリアを人生そのものとしてとらえ，キャリアを自分自身の生活や家庭生活と切り離すことができないものであるとした．キャリアに関する用語は，「キャリア発達」と「キャリア開発」があるが，「キャリア発達」は，「あくまでも個人の側からとらえようとする概念」であり，「キャリア開発」は，「個人の成長発達の理論と組織の拡充，発展を重視する理論がうまく調和する相互作用の構造をとる」と定義される[3]．すなわち，「キャリア発達」は，本人が自分自身の人生や職業のキャリアをどのように発達させたいかであり，「キャリア開発」は，組織が職員のキャリア発達を視野に入れ，組織の目標との相互作用の中で，組織がどのようにキャリアを開発するか，開発させるための体制を整えるかに焦点をあてたものであると理解できる．

田尾[4]は，キャリア発達（とくに職業としてのキャリア発達）は，「試行期」「確立期あるいは発展期」「維持期」「衰退期」の4つの段階に分けて考えることができるとしている．「試行期」は，キャリアの初期であり，自分の適性や能力について確信を持つにはいたらず，自分がどのような仕事につくか試行錯誤を繰り返す時期である．「確立期あるいは発展期」は，自分の適性や能力がどのようなものであるかを理解できるようになり，職場内での自分の立場や役割を理解し，職場内外での関係を確立し，維持し，自分の適性や能力に合った仕事を探す段階である．「維持期」は，これまでに得た地位や立場を維持することに関心を持つ時期であり，「衰退期」は退職などによって徐々にキャリアを終える時期である．

B. 看護におけるキャリア発達とは

看護におけるキャリア発達とは，看護師自身が，看護師という免許に基づいて看護師としての職業の道筋を人生の道筋と関連させながら，どのように発達させるか，ということである．これは，専門看護師になる，認定看護師になる，など，次の資格を取ることだけではなく，看護師としての態度，パーソナリティ，アダプタビリティ（適応力，順応性）アイデンティティなどを含めた看護師として，人としての発達を指す．

専門職の基準である「看護者の倫理綱領」（日本看護協会）[5]には，「看護者は，常に，個人の責任として継続学習による能力の維持・開発に努める」（第8条），「看護者は，研究や実践を通して，専門的知識・技術の創造と開発に努め，看護学の発展に寄与する」（第11条）などの記載があり，専門職としての発達の重要性が述べられている．

さらに，2009年に「看護師等の人材確保の促進に関する法律」[6]が一部改正され，看護職は「その専門知識と技能を向上させ，かつ，これを看護業務に十分に発揮できるよう，病院等に勤務する看護師等の処遇の改善，新たに看護師に従事しようとするものの臨床研修その他の研修の実施，看護師が自らの研修を受ける機会を確保する」と，専門職としての知識と技術の向上，すなわち看護職としてのキャリア発達を促すための基盤が法律に盛

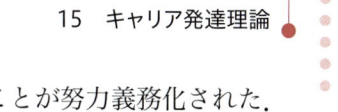

り込まれ，管理職は，看護職が自ら研修を受ける機会を確保することが努力義務化された．このことも，看護職としてのキャリア発達の一部に影響を及ぼしていると考えられる．

C. よりよいキャリア発達のための理論とスキル

1 スーパーの職業的発達理論

スーパーの職業的発達理論は，1937年に報告されたアメリカの全国職業指導協会の職業指導が，「援助指導」「過程」という2つの概念でしかないことに不十分であり，そこに「発達」という主要概念を加えることを提唱し，さらに下位概念として「自己概念」（self-concept），「職業経歴類型」（career pattern），「職業的成熟」（vocational maturity）を提示し，1950年代に完成した[7]．スーパーは，「どのようにして職業選択をし，就職し，次第に成人し，そしてそれぞれの職業世界に適応していくか」という過程を対象とし，職業発達段階論を提起した．スーパーによって「発達」という概念が追加されたことは，よりいっそう個人の側に立って，生涯を通じて職業と自己との関係を深めていくことへの基礎が固められたといわれている．また，スーパーは，職業の段階（ライフコース）は，5つの段階[8]に分けられると述べている．

2 シャインの組織内キャリア発達理論

シャインは，組織におけるキャリア発達を，ある一定方向を持った組織内での個人の移動であると把握し，キャリア発達の3次元モデルを示している[9]．これは，組織は3つのタイプの境界線と円錐形として考えられ，キャリア発達すなわち，組織内での個人の「移動」は，機能，地位，内包または中心性という3つの次元から構成され，その移動は，垂直的，放射状，周辺的の3つの形に集約される．

3 キャリアアンカーとキャリアサバイバル

人は，自分自身の職業生活において拠り所にする「キャリアアンカー」という自己概念がある．キャリアアンカーは，職業に対する能力，欲求，価値についてのセルフ・イメージ（自己像）であるが，節目節目などのきっかけがないとはっきりと自覚されない自己像である．またそれは自己内省するよりも同僚や配偶者との対話から浮かび上がる自己像であり，組織や仕事を変遷しても「自分としては絶対に捨てたくない」コア（核）になる部分である．キャリアアンカーは，①専門・職能別コンピタンス，②全般管理コンピタンス，③自律・独立，④保障・安定，⑤起業的創造性，⑥奉仕・社会貢献，⑦純粋な「挑戦」，⑧ライフスタイルに分類される．看護師1人ひとりのキャリアアンカーは同じではない．すなわち，看護管理者がキャリア面接を行った際に，管理者自身のキャリアアンカーに基づいて面接をしてはならないし，1人ひとりの看護師が，どこにキャリアアンカーを置いているかを理解することは，看護師個々のキャリアを効果的に発達させるうえで重要である．

第2章 病棟マネジメントに役立つ理論とスキル

　キャリアサバイバルとは，キャリアを役割と職務の観点から考える概念であり，キャリア上の目標が，市場の動きや職場レベルの変化，長期的な個人のプランと一致するか確認することである．

D. 具体的に何を行うか

1 教育プログラムの構築

　キャリア発達に応じた教育プログラムの構築が必要となる．そのキャリアに何が必要であるかを明確にしたうえで，OJT（on-the-job training），off JT（off-the-job training）で行うことが効果的かを検討する．そのうえで，キャリアに応じた教育プログラムの構築を行う．

2 プリセプターシップ

　プリセプターシップとは，割り当てられた個人（プリセプター）が短時間のうちに新人に知識・技術，ノウハウなどの移転を促進することに責任を与えられる公式のスタッフ・オリエンテーションである[10]．看護基礎教育と現場のギャップを埋めるとともに，新人看護師の個別性を尊重した教育方法である．プリセプターシップは，①新人が自分自身の能力を理解し，現実的な目標を設定することができる，②クリティカルシンキングが高まる，③職務満足やコミットメントが高まる，④離職率が減少するなど，意義がある[11]．

3 メンタリング行動

　プリセプターシップが，新人を対象として，短期間のうちに行う公式のスタッフ・オリエンテーションであるのに対し，メンタリング行動（メンターシップ）は，初学者（プロテジェ）を対象とした公式で，比較的長期間に及ぶスタッフの支援プログラムである．渡

Tips　フィードバックの大切さ

　筆者は，7年間の准教授の経験のあと，教授として公立大学に転職をした．他大学の教授に，「組織のマネジメントは面白いよ，ほんと，理論どおりだから」と言われた．どんな理論が，現場のマネジメントに活用できるのだろうか，と思った．筆者は，マネジメントの中でトップとしての「意思決定」は，自分がすべきだが，そこには同時に，「責任」も生じるというやりがいを感じた．実践では，「変革理論」が活用できた．変革をしようと思うと，抵抗が起こる．そうそう，理論どおり，と．でも，理論では教えてくれないこともあった．スタッフへの「フィードバックのタイミング」である．そして，自分では「フィードバック」をし，「大きな期待」を伝えているのにスタッフは，必ずしもそう感じていないことを痛感した．これから，理論では教えてくれない，「体験」という貴重な教科書で学んでいきたい．

辺[12]は,「経験豊かな年長者（＝メンター）が未熟な若年者（＝プロテジェ）に対してキャリア発達を行う一連のサポートをメンタリング行動と呼ぶ」としている．久村[13]は，プロテジェのメンタリング効果として，①学習の促進，②職務遂行意欲や職務満足，③影響力の増幅効果，④自己イメージの確認，⑤離職率の低さ，⑥情報収集，⑦組織社会化をあげている．

E. 病棟マネジメントにおける活用例と期待される効果

　病棟の看護師長として，スタッフ個々のキャリア発達に注目することはスタッフ個々の成長を支援するために必要である．そのことで，スタッフの動機づけが高まれば，仕事満足も高まり，結果として組織としての成果も高まるからである．ホールが述べるように，スタッフのキャリアは，「人生のキャリア」「職業キャリア」の双方であり，「ある人が人生のコースを通じて演じる役割の連続や組み合わせである．役割を演じたライフサイクル・長さ・範囲としての時間，演じた役割の数である幅・視界の広さ，その役割に関与する程度の深さを3次元で考え，仕事，すべての生活をカバーするもの」ととらえたならば，管理者としてのかかわり方も変わってくるだろう．管理者は，スタッフのキャリアと組織のキャリアに基づき，目標面接をするが，その際，そのスタッフのキャリア発達に注目することは重要だろう．さらに，管理者は，スタッフのキャリアアンカーと自分自身のそれが，必ずしも同じではないことを理解しよう．なぜならば，管理者が考えるキャリア発達を押し付けてしまうことになるからである．

●引用文献

1) 厚生労働省職業能力開発局：キャリア形成を支援する労働市場政策研究会 報告書（平成14年7月31日），1頁 http://www.mhlw.go.jp/houdou/2002/07/h0731-3a.html（2012年2月26日確認）
2) Hall DT：Careers In and Out of Organizing Life Patterns, Jossey-Bass, 2002
3) 平井さよ子：看護職のキャリア開発，45-46頁，日本看護協会出版会，2002
4) 田尾雅夫：看護マネジメントの理論と実際，64-66頁，医療文化社，2005
5) 日本看護協会（編）：看護者の倫理綱領．看護者の基本的責務―基本法と倫理，9-15頁，日本看護協会出版会，2003
6) 看護師等の人材確保の促進に関する法律　http://law.e-gov.go.jp/htmldata/H04/H04HO086.html（2012年3月30日閲覧）
7) 増田幸一：スーパーにおける職業指導概念の発展．教育心理学研究4（3）：171, 1957
8) 平井さよ子：看護職のキャリア開発，47頁，日本看護協会出版会，2002
9) Shein EH：The individual, the organization, and the career：A conceptual scheme. Journal of Applied Behavioral Science 7（4）：403-405, 1971
10) Yoder L：Mentoring：A concept analysis. Nursing Administration Quarterly 15（1）：9-19, 1990
11) Kristin E Sandau and Margo A Halm：Preceptor-Based Orientation Programs：Effective for Nurses and Organizations?, pp.184-188, American Association of Critical-Care Nurses, 2010
12) 渡辺三枝子：新版キャリアの心理学―キャリア支援への発達的アプローチ，154頁，ナカニシヤ出版　2007
13) 久村恵子：メンタリングの概念と効果に関する考察―文献レビューを通じて．経営行動科学11（2）：81-100, 1997

16 キャリアパス

A. キャリアパスとは

　キャリアパス（career path）という言葉は，直訳すると「キャリアを積む道」となる．
　人事労務辞典[1])によると，「キャリアパスとは，ある職位や職務に就任するために必要な一連の業務経験とその順序，配置異動のルート」である．また，「どんな仕事をどれくらいの期間担当し，どの程度の習熟レベルに達すれば，どういうポストに就けるのか―キャリアアップの道筋や基準・条件を明確化した人材育成制度」をさすこともある．
　アメリカにおいて，給与の決定は仕事の業績やその価値に基づく．個人は，職務記述書に記載してある職務をこなすことが求められ，そこに記述されている職務のみを遂行する．もしも，職位の昇任や給与の増額を求めるならば，新たな資格の取得や，能力評価をすることが求められる．アメリカで成功する人は，自らの力で転職を繰り返し，そのキャリアを高めるキャリアパスをとる人が多いといわれている．日本の多くの企業は，年功序列制をとっており，個人は組織に就職し，その組織に付随する業務に依存する．すなわち，アメリカのように転職や資格の取得をすることで，将来の自分自身の仕事に関するキャリアを描くようなキャリアパスを描くことは少なく，組織内でどのようにキャリア発達をしていくかを示していることが多い．
　近年，企業をめぐる環境が変化する中で，各企業がキャリアパスを提示するようになった．そこで示されたキャリアパスをみることで，この企業に入ったらどのようなチャンスが得られて，それを活かせばどのような将来があるかということを知ることができる．
　近年，医師[2])や介護士[3-5])らなどのキャリアパスを明確にするよう検討がなされている．看護の分野では，個々の病院でキャリアパスを作成し，ホームページなどに掲載され，就職しようとする看護師に，この病院ではどのようなキャリアパスを描くかを示している例もある．

B. 看護におけるキャリアパスとは

　看護におけるキャリアパス（図1）とは，これから就職をしようとする看護師らに対し，この病院の看護部門にはどのようなキャリアパスが準備されているかを示すものである．多くの病院のキャリアパスには，クリニカルラダーなどに基づいて，臨床実践能力を評価し，自分自身の臨床実践能力を自覚できるようにすること，昇任や資格取得の方向性を示すとともに，臨床実践能力を高めるための基盤整備，すなわち教育体制の準備や，委員会などの役割を担うことによって，その能力を獲得するための準備状況などを示している．

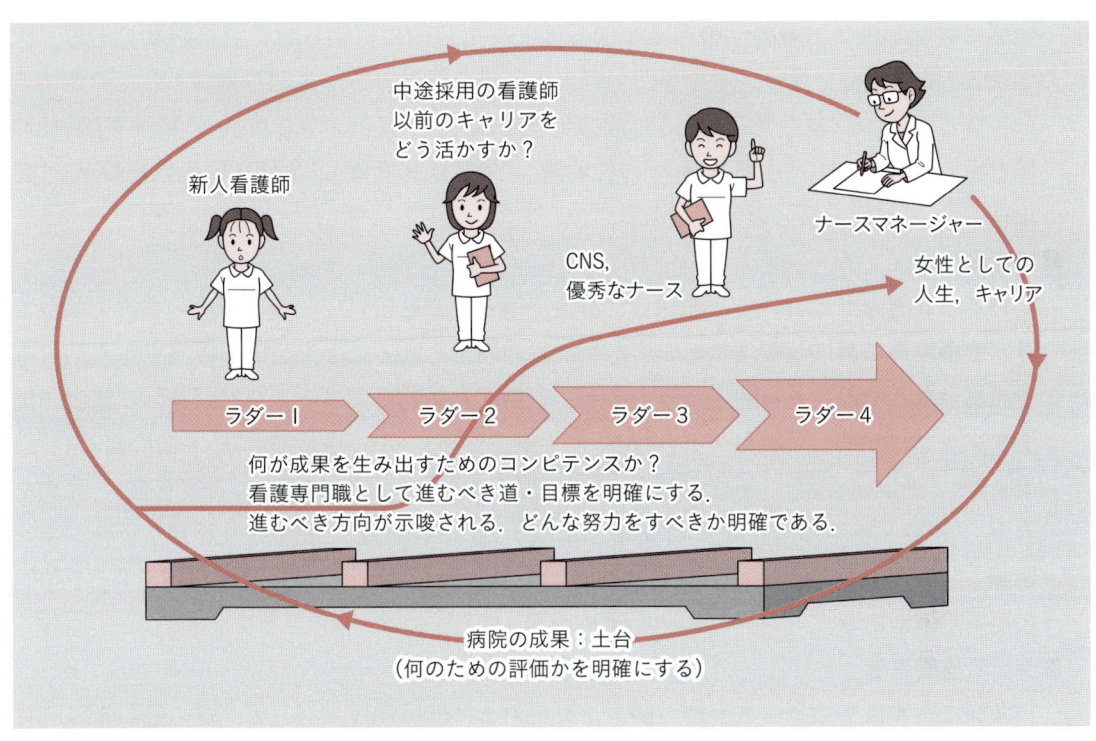

図1 看護職のキャリアパス（例）

C. よりよいキャリアパスのための理論やスキル

1 キャリア・トラジション

　キャリア・トランジション（career transition）[6]とは、一般に「キャリア上の節目や転機」という言い方をされる。「役割自体か、すでに担っている役割における方向性のどちらかを変更している期間」などとも定義され、役割に注目してキャリアの状態変化を示す時間的な概念である。昇進や配置転換といった組織内キャリアに関するものもあれば、転職や出向・転籍など組織間キャリアに関するものもある。キャリア・トランジションを意図的に活用することで、キャリア上の節目での自分自身の課題に気がついたり、転機とすることができるといわれている。

2 キャリア・プランニング（デザイン）

　キャリア・プランニング（デザイン）とは、個人のキャリア発達のプロセスにおいて個人がとる行動のことである。これは、①自分自身や自分のキャリア上の機会、制約に気づき、②キャリアに関連した目標を設定する、③その目標を達成するための方向性やタイミング、必要なステップに関係する仕事や能力開発、経験を計画することである。

●専門看護師

　複雑で解決困難な看護問題を持つ個人、家族および集団に対して水準の高い看護ケアを効率よく提供するための、特定の専門看護分野の知識および技術を深め、保健医療福祉の

発展に貢献し併せて看護学の向上を図ること[7]を目的に構築された資格制度である．大学院2年間の教育を受け，その専門分野での実践を経たのち，専門看護師としての資格を取得するための試験を受ける．5年間の更新制度で，現在，「がん看護」「精神看護」「地域看護」「老人看護」「小児看護」「母性看護」「慢性疾患看護」「急性・重症患者看護」「感染症看護」「家族支援」の分野がある．

●認定看護師

特定の看護分野において，熟練した看護技術と知識を用いて，水準の高い看護実践ができ，看護現場における看護ケアの広がりと質の向上を図ることを目的に構築された．日本看護協会などでの6ヵ月間の研修のあと，資格認定試験を受ける．「救急看護」「皮膚・排泄ケア」「集中ケア」「緩和ケア」「がん化学療法看護」「がん性疼痛看護」「訪問看護」「感染管理」「糖尿病看護」「不妊症看護」「新生児集中ケア」「透析看護」「手術看護」「乳がん看護」「摂食・嚥下障害看護」「小児救急看護」「認知症看護」「脳卒中リハビリテーション看護」「がん放射線療法看護」「慢性呼吸器疾患看護」「慢性心不全看護」がある．5年間の更新制度がある．

●認定看護管理者

多様なヘルスケアニーズを持つ個人，家族および地域住民に対して，質の高い組織的看護サービスを提供することを目指し，看護管理者の資質と看護の水準の維持および向上に寄与することにより，保健医療福祉に貢献することを目的に構築された．

D. 病棟マネジメントにおける活用例と期待される効果

キャリアパスは，看護師としての職業のキャリアをどのように発展させるかを示したものである．看護師1人ひとりの臨床実践能力をクリニカルラダーなどで示し，看護師自身が自分自身の能力を自覚するのに役立つし，次の段階に進むためには，どのような教育を受講すればよいのか，どのような努力をすればいいのかの道筋を明確にするものである．病棟の管理者は，自分の管理する病棟の看護師の臨床実践能力を把握し，向上させることにより，病棟で提供する看護の質を評価し，質向上のための資料として利用することができる．看護師の臨床実践能力は，看護師を委員会などに所属させることによって，何らかの役割や責任を持たせることでも高めることができる．また，配置換えなどの異動を行うことは，キャリアの節目を意図的に自覚させることにもつながる．看護師は新たな勤務場所で以前とは異なる業務内容や体制の中で，普段気がつくことのできなかった自分自身の傾向や特徴を自覚し，結果として看護師としての成長につながる．看護師という専門職のキャリアパスは，組織内キャリアだけではなく，組織外キャリアにも注目する必要がある．なぜならば，資格取得のための大学院への進学などの機会も，専門職としてのキャリアを発展させるからである．

●引用文献

1) 日経連事務局：人事・労務用語辞典，第6版，日本経団連出版，2001
2) 平成24年度厚生労働科学研究：医師臨床研修制度の評価と医師のキャリアパスの動向に関する調査研究
   http://www.mhlw.go.jp/stf/shingi/2r98520000025292-att/2r985200000252c0.pdf（2012年3月30日確認）
3) 厚生労働省：在宅介護施設におけるキャリアパスモデル
   http://www.mhlw.go.jp/topics/2009/10/dl/tp1023-1a.pdf（2012年3月30日確認）
4) 全国老人福祉施設協議会：キャリアパスガイドライン
   http://www.mhlw.go.jp/topics/2009/10/dl/tp1023-1g.pdf（2012年3月30日確認）
5) 厚生労働省：医系技官のキャリアパス
   http://www.mhlw.go.jp/general/saiyo/ikei/pages/what03.html（2012年3月30日確認）
6) 金井壽宏：キャリア・トランジション論の展開：節目のキャリア・デザインの理論的・実証的基礎．国民経済雑誌（神戸大学）184：43-66，2001
7) 日本看護協会：資格認定制度　http://www.nurse.or.jp/nursing/qualification/howto/index.html#01（2012年3月30日確認）

第2章 病棟マネジメントに役立つ理論とスキル

17 クリニカルラダー

A. クリニカルラダーとは

　クリニカルラダーとは，臨床の能力の段階（はしご）であり，看護においては，能力評価や能力に応じた教育システムの開発などに活用されている．ほぼ同義語として，キャリアラダーなども用いられる．クリニカルラダーという概念の登場は，1970年代アメリカのカリフォルニア大学保健関連施設（The University of California Health Care Facilities）で開発された[1]のが初めである．これは，臨床看護師の業務を中心とした段階をⅠからⅣの段階に分類したものである．また，同時期に，アメリカ看護師協会が"Career Ladders：An Approach to Professional Productivity and Job Satisfaction"[2]として発表したキャリアラダーも，段階を示しているのは臨床実践能力ではなく，ポジションや専門性の開発を段階としているHueyのモデルをもとにしたものであるとされる．1980年代には，ベナー（Benner）の臨床能力の5段階のモデルが発表され，このモデルで用いられた臨床実践能力であるclinical competenceをもとにしたクリニカルラダー（clinical ladders）が各国で用いられるようになった．ベナーは，優秀な看護師の優れた実践能力とはどのようなものであるかを，ドレイファスの「技能生得の5段階モデル」をもとに分析を行った．このドレイファスのモデルは，飛行機の操縦やチェスをモデルに，5つの段階モデル，すなわち，①初心者，②上達した初心者，③上級者，④熟練者，⑤エキスパートの段階である．彼はより一般的で実践的な人間の活動でもこの段階があてはまるかどうか知りたく思い，この段階説が看護の世界でもあてはまるかどうか，ベナーに依頼し，調査した結果をもとに明らかにしたのがこのモデルである．

　アメリカにおける医療機関の質評価は，JCAHO（Joint Commission on Accreditation of Healthcare Organization）によってなされる．日本の医療機能評価機構の評価と異なるのは，評価は全米の優れた病院をランキングするとともに，この情報を公開することによって，患者は，自分自身の加入する保険がカバーでき，そのニーズに合った病院を受診することができるという点である．この評価基準には，病院のビジョンを明確にしたうえで，病院職員の①キャリアパスを明確に示すこと，②能力に応じた教育を提供すること，が明記されている．すなわち，病院は，JCAHOの評価を得るためには，この基準を満たさなければならないということである．では，その際の能力とは何か．

●コンピテンシー

　能力を評価する際，「コンピテンシー」を用いることが多い．「ハイパフォーマー（高業績者）が高い成果を生み出すための特徴的な行動特性」[3]であり，いわゆる優秀かどうかは関係がなく，その能力が成果につながるように行動化されているかどうかに焦点が当てられるものである．コンピテンシーは，国によってその概念が異なる．アメリカにおけるコンピテンシーの概念は，もともと心理学において，「好業績者の成果達成の行動特性」

と定義されていた概念を，人材管理の場において導入したものである．人材管理の場におけるコンピテンシーとは，ある状況または職務において高い業績をもたらす類型化された行動様式（性向，態度，知識・技能などを効果的に活用して実際に成果を達成する行動様式）として理解されている．なお，コンピテンシーの構成要素の中には，教育訓練などによって改善可能な部分と性向のように本人固有の属性の部分が存在する．イギリスにおいても人材管理上コンピテンシーが取り上げられているが，「コンピテンス」と「コンピテンシー」が使い分けられている．すなわち，「コンピテンス」とは「職務における諸活動を期待される標準程度にできる能力」を意味し，「コンピテンシー」はアメリカ同様，「好業績者の行動特性を指す」[4]といわれている．

松谷[5]は，看護のコンピテンス，あるいはコンピテンシーが中心テーマである文献のレビューを行い，「看護のコンピタンス」と「看護のコンピテンシー」という概念を整理した．松谷は，「"看護のコンピテンス"は，知識や技術を特定の状況や背景の中に統合し倫理的で効果的な看護を行うために必要な能力であり，"看護のコンピテンシー"は，潜在的なコンピテンスが前提となってコンピテントな（有能な）看護師によって実際の行為として示される行動特性である」と述べている．クリニカルラダーは，ベナーの5つの段階モデル，すなわち①初心者，②上達した初心者，③上級者，④熟練者，⑤エキスパートの段階のコンピテンシーを用いて，看護師自身が自分のコンピテンシーはどの段階であるかを理解し，次の段階に進むための努力の方向性を見極め，管理者は，スタッフのコンピテンシーを評価することで，提供されている看護実践の内容を把握し，今後の組織としての体制や質保障に向けての整備や教育体制の整備などに活用できる．

B. 看護におけるクリニカルラダーとは

日本におけるクリニカルラダーは，日本看護協会が2002年度から2年間にわたり，看護政策立案のための基盤整備推進事業「ジェネラリストのためのクリニカルラダーの開発」において，その開発経緯と基本的考え方，活用の課題について概説[6]を行った．その中で，「クリニカルラダーとは，看護師の能力開発・評価のシステムの1つであり，看護師の能力を段階的に表し，各段階において期待される能力が示され，到達度によって看護師の能力が評価されるシステムである」と定義されている．この発表のあと，多くの病院がクリニカルラダーを採用し，それらの段階に基づいた教育プログラムや評価システムを作成している．日本看護協会が作成した「標準クリニカルラダー」は，「臨床での患者ケア提供能力を中心とした看護実践能力の段階とともに，所属組織におけるポジションを含めた開発の概念を含み，全国で統一したラダーとして使用可能なクリニカルラダーと能力評価のツールとした」[6]ものである．「標準クリニカルラダー」は，「臨床能力の項目」と「臨床能力の段階」からなる．「臨床能力の項目」は，「看護実践能力」「組織的役割遂行能力」「自己教育・研究能力」の3つの能力であり，その段階を4段階としている（**表1**）．

第2章 病棟マネジメントに役立つ理論とスキル

表1 標準クリニカルラダー

		臨床能力の段階			
		レベル1	レベル2	レベル3	レベル4
臨床能力の項目	看護実践能力	基本的な看護実践ができる	看護実践をほぼ単独でできる	高度な看護実践を行う．看護の実践モデルとしての役割を担える	理論的知識と実践的知識を応用し，全人的でありかつ分析的な看護を効率的に実施することができる
	組織的役割遂行能力	責任のもっとも軽い，難易度のもっとも低い，軽微な組織の役割を果たすチームメンバーとしての役割と職場のルティーン業務をこなす係の役割を果たす	所属する職場での日常的な組織的役割が遂行できるチームリーダーやコーディネーターとしての役割を遂行できる	所属する職場で特殊な，または専門的な能力を必要とする役割，または指導的な役割（学生指導，業務改善係，学習会係，教育委員など）を遂行できる	所属を越え，看護部や施設全体，地域社会から求められる役割，成果の問われる責任の重い役割（ジェネラルリスクマネージャーなど）を遂行することができる
	自己教育・研究能力	自己の教育課題を発見することができる	自己の教育課題に向けた教育活動を展開することができる	自己の教育活動に積極的に取り組むとともに，教育活動について指導的な役割を実践することができる	単独で専門領域や高度な看護技術などについて自己教育活動を展開することができる．組織的研究活動を実践できる

（山崎美恵子ほか：ジェネラリストのための標準クリニカル・ラダーについて．平成17年版 看護白書，202頁，日本看護協会出版会，2005を一部改変）

● 活用における問題と課題

　クリニカルラダーの活用に関する問題と課題は何か．クリニカルラダーを用いる目的が，必ずしも共有されていないということではないだろうか．活用の目的は，「看護スタッフの看護実践コンピテンシーがどの段階であるかを認識し，自分自身の学習や成長の方向性を明確にする」ことであるのか，「看護スタッフの能力に応じたインセンティブを与えること」であるのか，「看護管理者が，看護スタッフのコンピテンシーに基づく教育プログラムを構築すること」であるのか，「看護管理者が，自施設の看護実践の質を評価すること」であるのか．その目的が明確になってこそ，評価方法も具体化される．

　評価を実施したならば，効果的にフィードバックする必要がある．先行研究[7]によると，管理者は，評価をしていると考えていても，意外にスタッフには伝わっていない．評価のための評価であってはだめである．その評価をスタッフに，適時に効果的にフィードバックすることを通して，看護スタッフの動機づけを高め，看護実践コンピテンシーが高まるよう支援をしていく必要がある．

表2　評価の方法

①記述する	スタッフの短所，長所，過去の業績，潜在能力，改善の提案など
②重要事象法	評価者はスタッフの効果的もしくは非効果的な行動を記述する
③図式評価表	職務の品質，知識の深さ，協力，忠誠度，出勤状態，正直さや自発性など業績の評価リスト
④行動的評価尺度	事象と図式評価の主の要素を組み合わせたもの

C. よりよいクリニカルラダー活用のための理論とスキル

1　ベナーの理論

　ベナー (Benner)[8] は，看護師の臨床実践能力とはどのような段階を経ていくかについて，質的に分析を行い，5つのレベルに分けた．初心者 (novice)，新人 (advanced beginner)，1人前 (competent)，中堅 (proficient)，達人 (expert) である．臨床実践能力とは，実践知と暗黙知の部分があるが，看護実践能力とは何かを7つの領域 (domain)，31のコンピテンシー (competecies) を導き出した．各国では，この理論をもとにクリニカルラダーを作成し，活用している．

2　評価とは，評価の方法

　評価の方法はいくつかある．何を評価するのか，その目的に応じて，組み合わせて実施する．評価をする個人も人間であり，価値観は評価されるものと同一ではない．何をもって「コンピテンシー」とするのかを明確にし，「主観的な判断」だけで評価をしないことが重要である．評価の方法[9] は**表2**のようなものがある．

D. 病棟マネジメントにおける活用例と期待される効果

　病棟のマネジメントにおいて，クリニカルラダーを導入しようと考えるなら，まず，その目的を明確にしよう．何のためにクリニカルラダーを導入するのか，その目的を明確にすることによって，評価の方法が明確で，具体的になる．そのうえで，病棟における看護実践のコンピテンシーとは何かを明確にする必要がある．単に，何かができる，できない，だけではない．何が，看護実践のコンピテンシーであるのか．松谷がいうように，「"看護のコンピテンシー"は，潜在的なコンピテンスが前提となってコンピテントな (有能な) 看護師によって実際の行為として示される行動特性である」と定義されるなら，実際の行為として示される行動特性は何かを明確にしなければならない．そして，クリニカルラダーに基づいて評価をし，看護スタッフ自身は，自分自身のコンピテンシーを明確にし，目標を明確にし，教育や昇進の機会を得ることに活用し，看護管理者は，看護スタッフによって提供される看護実践や看護の質の評価，および組織の質を高めるための体制を整えるために活用していくことが求められる．

第2章　病棟マネジメントに役立つ理論とスキル

●引用文献

1) Ruth Colavecchio, Barbara Tescher, Cynthia Scalzl：A clinical ladder for nursing practice. JNA：54-58, Sep-Oct, 1974
2) American Nurses' Association Cabinet on Nursing Services：Career Ladders：An Approach to Professional Productivity and Job Satisfaction, ANA, 1984
3) ライル・Mスペンサー，シグネ・Mスペンサー：コンピテンシー・マネジメントの展開―導入・構築・活用（梅津祐良，横山哲夫，成田　攻訳），生産性出版，2001
4) 厚生労働省職業能力開発局：「キャリア形成を支援する労働市場政策研究会」報告書（平成14年7月31日），25頁
5) 松谷美和子，三浦友理子，平林優子ほか：看護実践能力―概念，構造，および評価．聖路加看護学会誌14（2）：18-28，2010
6) 山崎美恵子ほか：ジェネラリストのための標準クリニカル・ラダーについて．平成17年版 看護白書，197-207頁，日本看護協会出版会，2005
7) 富士総合研究所：能力開発の活動に取り組むための長期休暇制度の導入促進に向けた調査研究報告書（平成12年3月）
8) パトリシア・ベナー：ベナー看護論―初心者から達人へ（井部俊子訳），医学書院，2005
9) ステファン・P・ロビンス：組織行動のマネジメント，344-356頁，ダイヤモンド社，2003

18 ワークライフバランス

　平成22年版「看護白書」のテーマに「変えよう！　看護職の労働条件・労働環境—ワーク・ライフ・バランス推進ナビ」が掲げられた．その背景にあるのは，看護師の過労死，労働災害，メンタルヘルスの不調，そして毎年10万人にのぼる離職者数という現実である．スタッフが持続的に働き続けられない現場は，離職者が出るたびに残った者への負担増を生む．その結果，残った者の離職が進み，ますます現場の負担は増えるという悪循環に陥っている．その突破口の1つとして，白書ではワークライフバランスの推進が掲げられていた．

　本節では，前半でワークライフバランスの概略を解説し，後半では看護現場に則した考え方を述べる．

A. さまざまな立場でのワークライフバランス

1　ライフとは

　ワークライフバランスという言葉の中で，もっとも見解がわかれるのがライフの捉え方である．ライフには，生命や一生や生活という多元的な意味があるが，そのどれを捉えるかによって，ワークライフバランスの解釈にも違いを生じさせている．「看護白書」の冒頭に触れられるような過労死の起こる現状だと，ライフは生命となり，したがって，「働きながらも生き続けられるようなバランス」になる．たとえば「子育てしながら働き続けられるようなバランス」という解釈は，ライフを生殖や再生産という人間の営み全般と位置づけたものとなる．筆者が講師をしたセミナーでは「ワークは生活や人生の一部であり，ライフと同等ではない」という意見も出た．

　ライフの意味解釈と同様に，今日行われているワークライフバランス推進実態にも次元の異なる内容が混在している．過労死防止，労働災害防止，離職対策という命や健康にかかわる次元から，子育て支援や介護問題対策など社会問題へのかかわり，さらには生産性の拡充や自己実現との兼ね合いでのワークライフバランス推進も行われている．

　つまり，ワークライフバランスとはマズローの欲求段階のあらゆる段階とリンクして捉えることができる概念であり，その表れがライフの捉え方の違いによってみられるといえる（図1）．

2　バランスとは

　ライフについて先に述べたが，バランスについてもここで触れておこう．バランスという言葉から，われわれはしばしば天秤をイメージし，その傾きがなく水平が保たれている状態を，バランスが取れていると解釈しがちである．

　しかし，ワークライフバランスにおけるバランスとは，そういった水平状態のイメージ

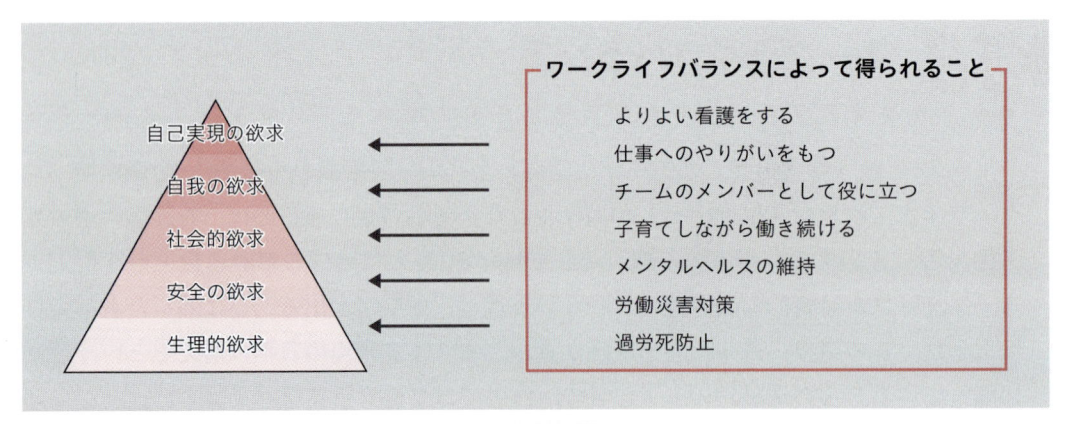

図1　ワークライフバランスとマズローの欲求段階

ではない．睡眠はライフの中の1つだが，「明日は大切な仕事があるのに寝られない．でも，どうしても寝なければ」のような場合，これはワークの一部といっていいだろう．

ワークライフバランスにおけるバランスとは，天秤ではなく太極図に示されるようなバランス概念である（**図2**）．陰と陽それぞれがお互いに影響し合い，相乗効果をもたらす関係性としての解釈である．たとえば，好意を抱いている人から告白されると仕事も張り切れるし，仕事での充実が私生活にも活力を与えてくれる．逆に，家族の気がかりが仕事での事故を招いたり，仕事での疲れが私生活の荒廃を生むこともある．夫や子どもに家事を任せることができる人は，人材育成ができ，他人のやり方を認めて信頼することができる人であり，これは職場でも同じことが当てはまる．

ワークライフバランスとは，このようにお互いに影響を与え合うというイメージを持つのが適切であろう．

B. 昭和的ワークライフバランス

ワークライフバランスという概念は，外国からの輸入概念だといわれている．しかし，筆者は，高度経済成長期の日本においても，今日的な意味合いではないが，ワークライフバランスが大きく2つ存在していたと考える．

1つは，「男性は外で仕事，女性は家で家事」という男女性別役割分担である．これは夫婦というカップル単位でのワークライフバランス形態である．これでうまく安定しているように見えた時代もあったが，男性の長時間労働による疲弊や女性の経済基盤の脆弱性などの問題を含んでおり，今日ではほとんど安定をもたらさない分担構図となっているといえよう．

このカップル単位でのバランス概念は，今日でも看護師の働き方に影響を及ぼしている．子育て中の看護師が夜勤を躊躇するのは，「子どものそばにいてやりたい」という自発的な部分以外に，夫が長時間労働勤務のため家事や子育てを任せられなかったり，夫の家事や子育てへの当事者意識が欠落しているなど外的要因にも原因があるからである．

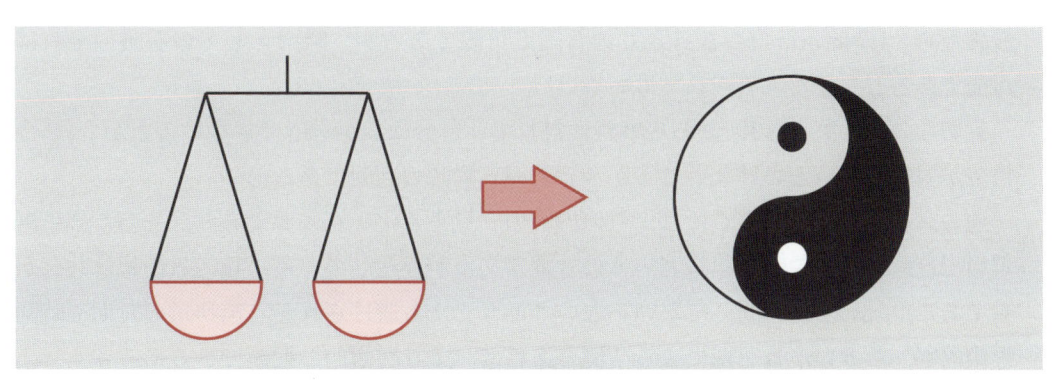

図2 ワークライフバランスにおけるバランス概念

　2つ目は20年単位のワークライフバランスである．昭和における勤労者の働き方は，約20年ごとにワークとライフのバランスを取っているようにみえる．生まれてから20歳まではライフ期，20〜60歳まではワーク期，そして60歳〜死亡するまでをライフ期とする構図である．現在は雇用や生活環境が非常に流動的になり，経済安定期における20年単位でのワークライフバランスの実現はほぼ不可能だといえよう．

　このワークかライフかの二者択一的偏重は，今日の看護師においてもみられる．新卒から10年程度は過度のワーク偏重が行われる．その結果，仕事に疲れきり「もう辞めたい」「辞めてみたい」という志向を内包させる．そして出産を機に完全に辞めたり，第一線を退きライフ偏重になる．

　「寝食を忘れ，家庭も顧みずに働いて，はじめて一人前」という日本の労働観が，二者択一的なバランス（アンバランス）を生み出したといえよう．

　過度の偏重への問題について述べたが，ワークライフバランスのバランスは前述したとおり，天秤的に50：50である必要はない．よりウェートを置く時期というのはあっても良い．たとえば，新卒時においては，集中的に仕事を経験することで，その後の業務がスムーズにできるようになる．逆に，この時期を逸すると，後からはなかなか得ることがむずかしいものである．後輩への指導も，新卒時からの十分な吸収があればこそ適切に行えるし，後輩がよりよく育つと仕事の共有も当然しやすくなる．それが育休や突発的なスタッフ不足時への対応力にもつながる．

C. 看護現場におけるワークライフバランス

　看護現場でのワークライフバランスを考えるうえで，もっとも悩ませるのは，業務自体が技術提供者中心ではなく，医療の利用者たる患者中心で行われる点であろう．いくら，ワークライフバランスを想定しても，それは患者の状況次第という前提に縛られ，簡単に長時間勤務になったり休みを返上して働いたりすることにもなる．その結果，働き続けることが困難な状態に陥りがちになる．

　しかし，患者中心とはいえ，看護業務は基本的に，引き継ぎが前提の業務である．家族

第2章　病棟マネジメントに役立つ理論とスキル

看護なら24時間365日つきっきりの看護も可能であるが，職業としての看護にそれは不可能であるし，また求められてもいない．

大切なのは，今，目の前にある事態に対して「自分にしか対応できないことか？」「今，自分が対応しないといけないことか？」という瞬時の判断である．

他のスタッフに引き継ぐには，その内容の「見える化」が必要であり，そのために医療現場では診療記録や看護記録という引き継ぎ文書が存在している．見える情報は共有が容易である．「伝えた」「聞いてない」というトラブルも避けられる．業務量の時期や時間的な傾向も，こういった記録による予測であれば，より客観的に把握できるだろう．

「自分にしか対応できないことか？」の判断記録があれば，あとからその是非を分析したり，参照したり，今後の対策に利用したりできる．記録は残せば良いというものではなく，あくまでもその後の利用，つまり参照したり，対策に利用したりするためのものでなければならない．

D. 看護現場独特の問題

慢性的に人手不足状況にある看護現場では，ワークライフバランスのため，たとえば，産休育休取得で欠員ができる分を，人員補充ではなく業務効率化で乗り切らざるをえない時に問題が生じる．

欠員の生じる部署のスタッフは，欠員スタッフ分を補うために，「見える化」やカイゼン活動をして，なんとか穴埋めをしないといけなくなる．そして，多くの場合，1人が欠けても大きな業務ロスなく乗り切れてしまう．問題はその後である．業務管理サイドからは「1人いなくても通常業務ができるのなら」と，恒常的に人員削減を迫られがちなことである．

そのため，がんばって業務効率を上げて育休取得を支援するよりも，足りない人を補充して乗り切る方策を選びがちになる．その結果，育休取得をした人は復帰後は，たとえば外来勤務やパート労働などへの異動が定型化する．

これは一見，合理的に循環しているように見えるが，補充スタッフの求人活動や育成へのコスト，育休取得者（往々にして働き盛りで，脂ののってきたスタッフ）のキャリアが活かされず，その結果，部署全体の効率化の機会も喪失してしまうことになる．キャリアが活かされないことは，次々と新しい看護方法が試みられる大学病院などの医療機関にとって，とくに大きな損失となるだろう．

看護管理者に求められるのは，人員数という量的解決も（診療報酬制度上）もちろん大切だが，業務改善など質的解決にも目を向けることである．そのために，その努力を行っている部署や者への評価を，揺るぎなく判断するという点である．看護業界では，これまでにも業務負担の軽減を目指して，量的解決が長年試みられてきたが，結果として事態が好転しているとは言いがたい．それは，質的な問題解決ができていないからである．離職を誘発する構造ができあがっている以上，そこに量的解決を求めても，ただ就職者と離職

者を流動させるだけである．

　量的解決から質的解決への転換が行われねばならないとはいえ，過渡期というのはどの領域をとっても，試行錯誤ゆえに仕事量は増えるし，先行きの不確実性も高まる．だが，今，その転換に着手しないと，この先数十年にわたって同じ苦労を現場は繰り返す．ワークライフバランス概念の導入は，質的解決への1つの契機として，転換に勇気を持って取り組んでいただきたい．

> **Tips**
>
> **宴会記録を作ろう**
>
> 　本文中に，より良いワークライフバランスのためには，記録による客観的判断が大切と書いた．しかし，実際は記録が煩雑だったり，参照しにくいこともある．役に立っている実感が伴っていないと，ただ面倒くさいだけ．そこで筆者が提案するのが「宴会記録」である．
>
> 　例年行う忘年会や歓送迎会の中には，「3年前に不評だった店にまた？」という経験はないだろうか？　せっかくの宴会も，失敗の繰り返しでは，時間も労力もお金も無駄である．
>
> 　そこで毎年の幹事が，日時や場所，予算や注文記録をはじめ，参加人数や感想などを記録しておけば，後で幹事になった人は過去の不評店を選ばずに済む．参加者が多かった時を分析すると，より参加しやすく好評な時期や日時が見つかる．こうした記録には，役に立つ実感が伴いやすいはずである．
>
> 　家計簿もダイエット記録も，続けることでワークライフバランス生活への足がかりになることだろう．

第3章
病棟マネジメントがうまくいく20のワザ

スタッフ育成・教育にかかわる問題を解決

1 増えている中堅スタッフの離職率を下げるには？

ワザ 中堅看護師が離職を考える原因への対応として可能なポイントに集中的にかかわる

新人看護師のみならず，中堅看護師の離職率が上がっていることの懸念が広まっている．中堅といわれる年齢層は，職務として役割が増えるほか，人生設計の中でもいくつかの転機を迎える時期でもある．中堅看護師は臨床実践力が向上するとともに，施設内外に視野が広がってくる中で，さまざまな価値観を持つようになることも離職率増加に関与しているかもしれない．組織として中堅看護師の離職は大きな損失であり，離職率が下がるように多岐にわたる離職原因の分析からかかわる糸口を探る．

起こっている問題

新人看護師の職場適応ができ，退職者を出すことなく定着が図れ，スタッフが増えたところで新たな取り組みを始めようと思ったところに，今まで病棟の中心的役割を担ってきた中堅看護師から退職希望が出された．このような事態が3年連続しており，実質的な看護力の低下をきたす可能性がある．退職理由は身体的なもの，精神的，社会的なものまでさまざまであった．

ケースの背景説明

A病棟では新人看護師の一年間の退職率が50％以上に及ぶことが続いた．ある時期から教育体制を変え，新人看護師への業務負担や学習の負担が軽減するよう改善をした．その結果，新人看護師の退職率は減少したが，中堅看護師の退職者が年々増加し，今年は入職する新人看護師と退職する中堅看護師は同数にまで及んだ．勤務を継続する中堅看護師の中にも次年度は退職を希望しているスタッフがいる．

A病棟はベッド稼働率が常時95％以上を維持する外科病棟である．認定看護師が病棟スタッフとして配属されており，新人看護師への教育は新人看護職員研修のガイドラインに沿った院内教育計画に病棟特性を加味して作成してある．現在の人員構成は1年目看護師5名，2年目5名，3年目2名，4年目～5年目4人，6年目～10年目3名，11年目～15年目3名，16年目以上3名と看護師長，副看護師長と看護補助各1名である．

4年目～15年目までの看護師10名のうち6名が既婚者であり4名に子どもがいる．現在5名から退職希望が出されている状況である．

1 増えている中堅スタッフの離職率を下げるには？

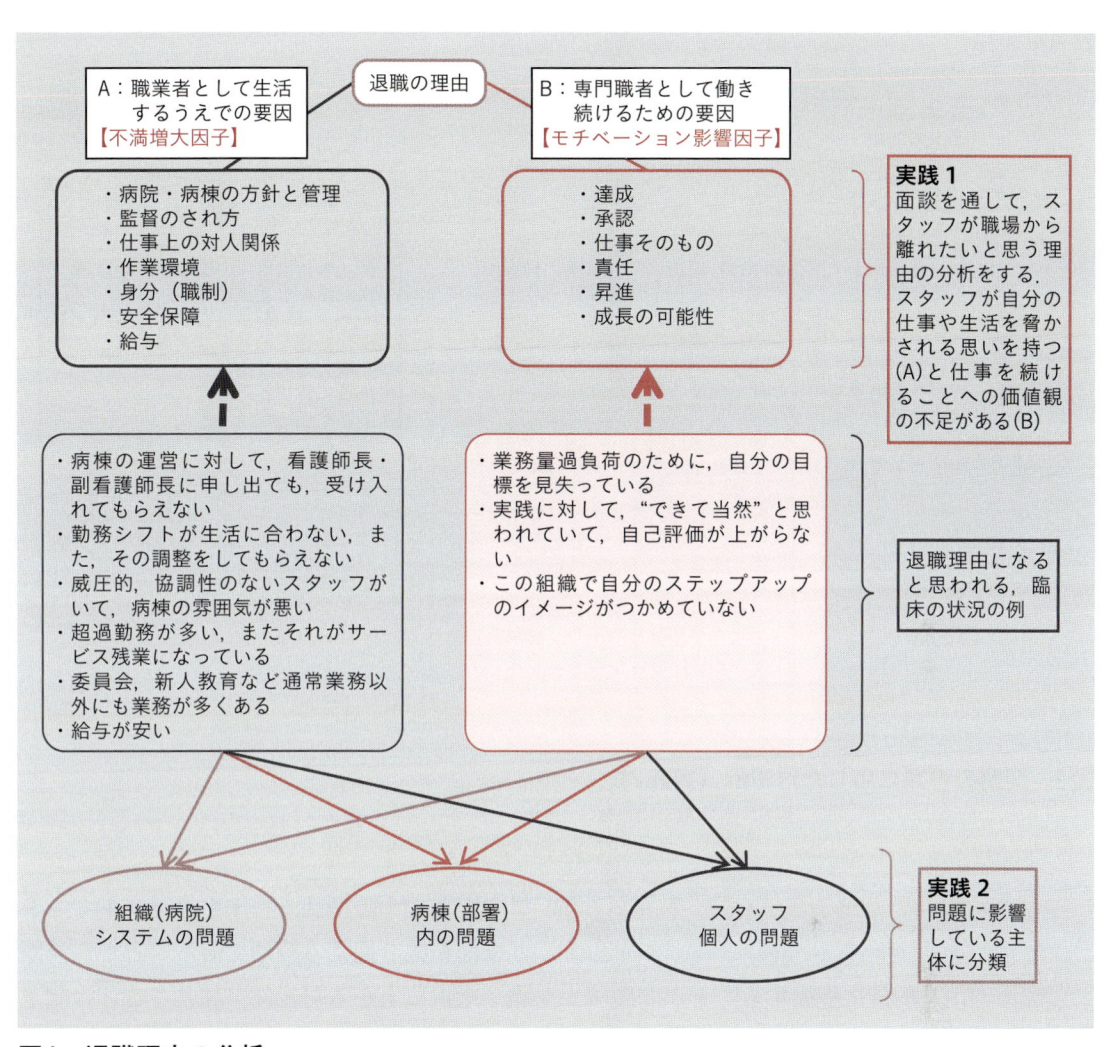

図1 退職理由の分析

退職の理由

A：職業者として生活するうえでの要因【不満増大因子】
- 病院・病棟の方針と管理
- 監督のされ方
- 仕事上の対人関係
- 作業環境
- 身分（職制）
- 安全保障
- 給与

B：専門職者として働き続けるための要因【モチベーション影響因子】
- 達成
- 承認
- 仕事そのもの
- 責任
- 昇進
- 成長の可能性

実践1
面談を通して，スタッフが職場から離れたいと思う理由の分析をする．スタッフが自分の仕事や生活を脅かされる思いを持つ(A)と仕事を続けることへの価値観の不足がある(B)

退職理由になると思われる，臨床の状況の例：
- 病棟の運営に対して，看護師長・副看護師長に申し出ても，受け入れてもらえない
- 勤務シフトが生活に合わない，また，その調整をしてもらえない
- 威圧的，協調性のないスタッフがいて，病棟の雰囲気が悪い
- 超過勤務が多い，またそれがサービス残業になっている
- 委員会，新人教育など通常業務以外にも業務が多くある
- 給与が安い

- 業務量過負荷のために，自分の目標を見失っている
- 実践に対して，"できて当然"と思われていて，自己評価が上がらない
- この組織で自分のステップアップのイメージがつかめていない

組織（病院）システムの問題／病棟（部署）内の問題／スタッフ個人の問題

実践2 問題に影響している主体に分類

実践ストーリー

実践1：退職希望者の退職理由を確認し，その原因を分析する．

実践2：退職希望理由の分析から，病院組織自体のシステムに起因するもの，A病棟の特徴に起因するもの，スタッフ個人の要因に起因するものに分類し，それぞれの情報から中堅看護師の離職回避に向けた対策を検討し実施する．

職業者として生活するうえでの要因は職務の不満に影響し，専門職者として働き続けるための要因はモチベーションに影響するもととなる．不満としてのマイナス要因が多いのか，モチベーションが上がらずにいて離職につながっているのかを判断する．その問題の主体が，組織・部署（病棟）・個人のいずれにあるものかで，管理者の対応が選択される．

問題解決の図式化

図1，2のとおりである．

第3章　病棟マネジメントがうまくいく20のワザ

```
┌─────────────┐    ┌─────────────┐    ┌─────────────┐
│ 組織（病院）│    │ 病棟（部署）│    │   スタッフ  │
│システムの問題│   │   内の問題  │    │  個人の問題 │
└──────┬──────┘    └──────┬──────┘    └──────┬──────┘
       ↓                  ↓                  ↓
```

組織（病院）システムの問題	病棟（部署）内の問題	スタッフ個人の問題
・この問題が解決するべき優先順位第1位であるかを見極める ・同種の問題が他部署で生じていないか確認し，問題を看護部全体で共有する ・解決できない問題である可能性がある．問題の影響を低減する方策を検討する ・問題解決に向けた対応経過をスタッフに伝える	・中堅看護師が抱く問題を病棟スタッフと共有し，改善提案・実践を誘導する ・現場に改善の意識がでてくる風土づくり ・外科病棟の雑多な業務の見直し，整理 ・個々のWLBを可能な限り病棟全体で共有し，サポートし合える体制づくり ・育児をしているスタッフのサポート，新人のサポートとともに業務を多く抱えるスタッフの業務軽減を一緒に検討する ・病棟内役割の見直し再構成　みんなで相互理解をし，業務負担感を役割達成感に移行できるようファシリテーションする	・個人の設定目標の達成度，達成感，満足感を引き上げる ・キャリアビジョンの設定のサポート　認定看護師のキャリア事例などを聞く機会を設ける ・実践に対する具体的なフィードバック ・私生活と仕事のバランスのとり方のアドバイス ・子育てアドバイス ・子供のいるスタッフに対し，どのような協力があれば，この職場で仕事が継続できるのかを他のスタッフと相談するように支援する

図2　問題の種類に応じた対応例（実践2）

かかわり方のスキル

　離職の理由を的確に把握することが問題解決の大前提であり，スタッフとの信頼関係が構築できていないと困難である．真摯にスタッフの意見に耳を傾け，否定せずに受け入れる姿勢を持つことでスタッフの本音を引き出すことができる．

　離職理由となっている問題の種類によって対応は変わり，その対応を1つひとつ行ってよいものと，個人の問題と病棟の問題を同時進行しないと意味をなさないものとがある．問題の状況に応じて判断していくことになる．

　中堅という時期は，将来を見越す中でさまざまな転機を迎える時期であることから，離職が選択に上がる可能性が高まることは想定内である．よって，中堅の時期になって急に職業に関する対話を持っても効果が上がりにくいことから，将来の就業やライフサイクルのことなどを，看護師として入職した時点から，どのような人生設計のもとに仕事を行っていくのかを考える機会を与えることで，無計画な離職や無意味な転職を防ぐことができる．このような過程は，転機を迎える前に，管理者がアドバイスを効果的に行える機会となる．

2 "辞めたい"という訴えにどう対応していけばいい？

ワザ ファーストアプローチは，スタッフの気持ちを理解することから始める

"辞めたい"ということは，今のままでは仕事を続けることができない状況にあるということである．ファーストアプローチとして，スタッフの話をよく聞くことから始める．話を聞いてほしいという気持ちを，うまく伝えられなくて"辞めたい"という言葉で表出してしまうことがある．

起こっている問題

ナースステーションで「辞めようか，悩んでいます」とAさんが看護師長に声をかけた．その時，他のスタッフは誰もいなかったので，看護師長は，「えっ，どうして？ すぐに辞めたいの？ 何が原因？ 結婚？ あなたが今辞めたら病棟が回らないのよ．何とかならないの？」とAさんに聞き返した．Aさんは，黙ってしまい，その場で泣き出してしまった．他のスタッフがナースステーションに戻ってきたため，「もう少し考えてからまたご相談します」とAさんは，急いでその場を離れた．

ケースの背景説明

Aさんは，N病棟に新卒で配属され7年間勤務し，もうすぐ30歳になる．同期で入職した3名は全員結婚のため退職した．医師から「Aさんは病棟の生き字引みたいで頼りになるよ」とよく言われるようになった．以前，新しいことを学びたいと配置転換を看護師長に相談したが，「あなたに抜けられると困る」と言われ，そのままになっている．3年間交際している男性はいるが，結婚の予定はない．毎日が同じことの繰り返しで，このままでいいのかとても不安である．Aさんは激しい自己主張をするタイプではなく，看護師長の意見に従順で指示されたことは責任を持ってやり遂げる．看護師長は，いつも自分を支えてくれるAさんにずっとこの病棟で勤務してほしいと考えている．

実践ストーリー

この問題を解決するには，以下のような実践を行う．Aさんは，ナースステーションで看護師長と2人きりになったのを機に話しかけていることから，Aさんにとって，とても重要な問題であることがわかる．Aさんが自分の思いをゆっくり話せる環境を用意し，面接を実施する．面接時の目的は，辞めたい理由を聞き出すことや辞めないように説得することではなく，まず，Aさん自身が自分の考えや思いを整理していく過程を支援することである．Aさん自身が自分の思いを整理するまでのプロセスをたどるよう数回に分けて面接を行う．

実践1：面接の約束をする→とても重要な話なのでゆっくりAさんの話を聞きたいという意思を伝える．

第3章 病棟マネジメントがうまくいく20のワザ

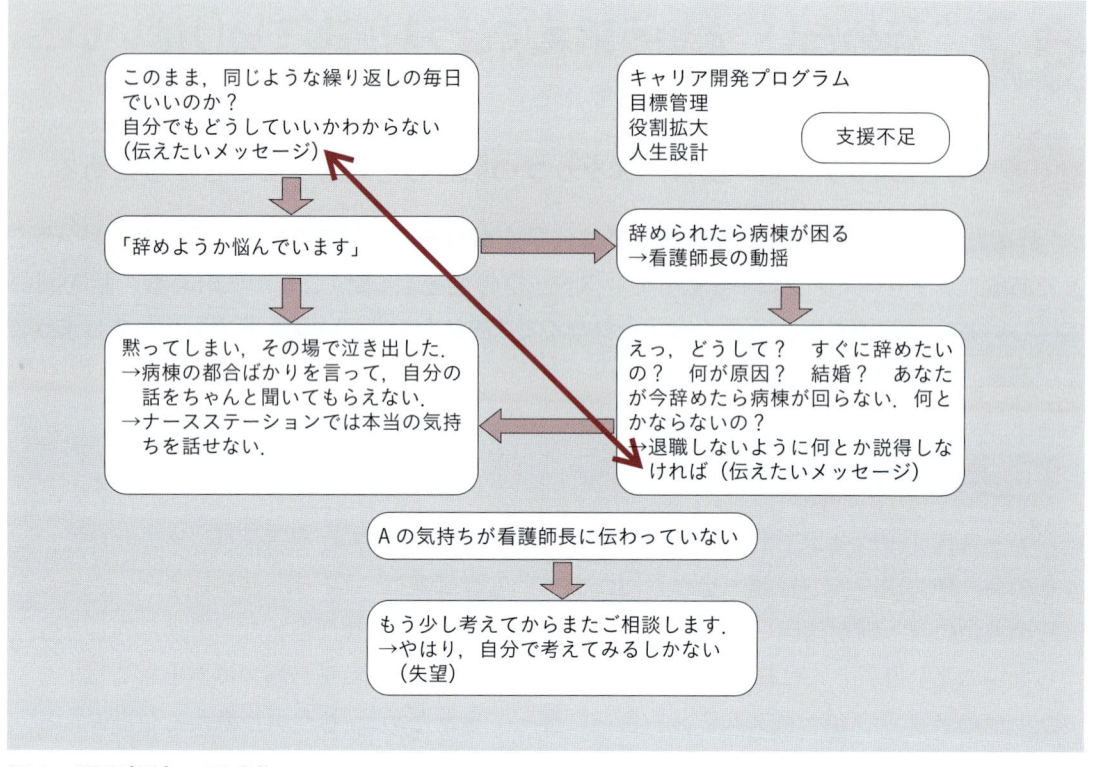

図1 問題解決の図式化

実践2：面接の場所を確保する→他者の目を気にしないで話せる場所を確保する．

実践3：まず，Aさんの思い・気持ちを傾聴する→質問攻めや自分の意見を述べることを控え最後まで話を聞く．

実践4：オープン・クエスチョンで質問する→答えが「はい・いいえ」となるクローズド・クエスチョンを控え，話を展開しやすい環境を作る．

実践5：考えを整理するまでのプロセスを大切にする→期間を空けて面接を実施することで，考えを整理する機会を作る．

❖── 問題解決の図式化（図1）──❖

　Aさんは，今のままの生活を続けていくことに漠然とした不安を感じている．その気持ちを看護師長に相談したいということが，Aさんが看護師長に伝えたいメッセージだと考える．それに対して，看護師長は，辞められたら困るというメッセージを必死でAさんに伝えようとしている．これではAさんは，自分のメッセージがうまく伝わらなかったことに失望してしまう．看護師長は，Aさんが辞めるということに意識が集中しており，メッセージを正確に受け取ることができなかった．Aさん自身も，もっと具体的な言葉で自分の話を聞く時間を取ってほしいと看護師長に伝えると，この展開を変えることができたかもしれない．

　看護師長は，前述した実践を行うことで，「このまま同じような繰り返しの毎日でいいのか」というAさんの思いを知ることができ，キャリア開発プログラムや目標管理，役割拡大，人生設計などの視点からAさんにアプローチをすることも可能だった．一緒にA

さんの今後のキャリアアップや人生設計について話し合うだけでも，何かが変わるはずである．

かかわり方のスキル

自分の考えを整理できていないスタッフには，「はい・いいえ」で答えが返ってくるクローズド・クエスチョンよりも，「そのような時はどうしたらいいですか？」のような「はい・いいえ」で答えられない質問をしたほうが，自由に自分の考えが話せる．また，「何が嫌ですか？」と質問するよりも「どんな時にやる気になれますか？」という質問のほうが，前向きな解決策に向かう．

仕事を辞めたいと感じたことがない人はいないはずである．スタッフは"辞めたい"という言葉で，「相談したいことがあります」「悩んでいます」「私の話を聞いてください」というメッセージを送ってくる．"辞めたい"という言葉をそのまま受け止めず，動揺せずに冷静に面接を行うことで，スタッフとの信頼関係が深まっていく．

Tips　成熟した組織文化を創る

病棟でマネジメント・サイクルを効果的に実践するためには，成熟した組織文化を創ることが先決である．良い組織文化が自然に形成されることは奇跡である．管理者は戦略的に組織文化の形成に取り組む．まず，"やらなければならないこと"と"やってはいけないこと"を提示し，スタッフを褒める・認める・注意するというフィードバックを継続的に全員に実施する．管理者がいつも見ているという動機づけが大切である．

たとえば，人間関係に起因する離職者が多い病棟では，"やらなければならないこと"は「勤務開始時・終了時の挨拶」，"やってはいけないこと"は「休憩室での噂話」というようにスタッフに具体的に示す．結果として，挨拶は大切，噂話は控えるべきという文化が醸成されていく．人間関係の問題が解決して，初めて効果的なチーム活動ができ，病棟目標が達成できる成熟した組織として機能する．

3 リーダーが育たないのはなぜ？　どう育てる？

ワザ できないところを自覚して，繰り返しチャレンジする

　リーダーの育成は，看護管理者にとって永遠のテーマである．管理に関する学習を勧める，テーマを与えて任せる，権限を委譲する，などリーダー育成の方法はたくさん紹介されている．しかしテキスト通りにいかないのが人材育成でもある．ここでは，持っている力を引き出しながらリーダーとして自ら成長するための方法を考えたい．

起こっている問題

　ある日，認知症の患者が離院してしまうという出来事が発生した．当日のリーダーはAさんで，離院の報告を受けてすぐに自分で探しに行ったが見つからず，30分後に病棟に戻った．すると，患者は夜勤にくる途中だったスタッフに駅で発見されてすでに戻っていた．自宅に帰ろうとしたようだ．看護師長が会議から戻って状況を報告するように促したが，Aさんは経過を把握しておらず，必要な関係各所への連絡も行っていなかった．家族には面会時に医師が経過を説明して，数日後に退院となった．

ケースの背景説明

　Aさんは10年目の看護師である．堅実な仕事ぶりで，看護師長から言われたことを周知したり，決められたことを順序立てて徹底するのはとても得意である．今年からチームリーダーに任命されたこともあって，チームのみんなを引っ張って，満足のいく仕事を遂行したいと考えている．後輩の面倒見もよく頼りがいのある先輩だと評されているが，想定外の問題への対応は苦手で，起こっていることに巻き込まれてしまうことがある．看護師長はAさんに，周りをよく見て行動すること，自分が動くのではなく人を動かすこと，と指導しているが，Aさんの行動はなかなか改善しない．

実践ストーリー

　リーダーを育てるには，目の前にいる本人の現有能力を見極めることから始まる．本人が自分の得意と苦手を自覚して，「自分を発見」できるように影響を与えることが看護師長の仕事である．このケースでは以下のような対応策が考えられる．

実践1：教育する→問題発生場面をテーマにして事例検討を行う．

実践2：評価する→リーダー役割評価チェックリストを作り自他評価を取り入れて，その結果をフィードバックする．

実践3：共通の問題とする→看護部全体のリーダー育成問題と捉えて，他部署への院内留学システムを導入し，他者を観察する機会を作る．

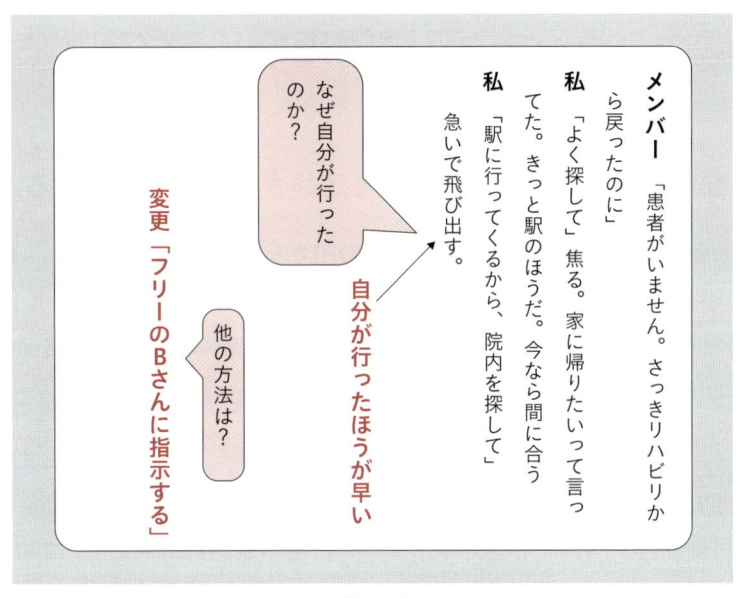

図1 対話による問題を取り巻く状況の整理

メンバー「患者がいません。さっきリハビリから戻ったのに」
私「よく探して」焦る。家に帰りたいって言ってた。きっと駅のほうだ。今なら間に合う
私「駅に行ってくるから、院内を探して」急いで飛び出す。

→ なぜ自分が行ったのか？
→ 自分が行ったほうが早い
→ 他の方法は？
→ 変更「フリーのBさんに指示する」

問題解決の図式化

　直接仕事の場面を通して内省することができれば，さらに本人も納得できる効果的な指導につながると思われる．そこで対話を通して事実を1つずつ確認し問題を取り巻く状況を整理してみる．さながら心理戦をテーマにしたドラマの脚本家が，シナリオにセリフ以外の心理や状況説明のト書きを加えるように，本人がとった行動を客観視できる機会を頭の中に作るということである（**図1**）．

　そこで使うのが「質問のスキル」である．初めは情報収集を目的とした質問を数回行った後に，本人の価値観にかかわる質問を行う．判断の根拠は何か，何を優先したのか，生じた結果をどう考えているのか，など核心に迫った質問を行い，本人が自己対峙できる機会を作る．ドラマ視聴者として状況が理解できるまで対話を繰り返す．するとAさんは「問題発生時は，自分が動いて対処する」という自分が陥りやすい行動パターンを発見し，変更すべき行動を自ら提案することができるようになる．

かかわり方のスキル

　問題となる行動を自覚して改善し，望ましい行動を身につけてもらう場合には，本人自らが実現可能なレベルを設定することが効果的だといわれている．一方的に語り説き伏せるのではなく，自分の責任において決定し，実行可能なレベルを表明することが重要である．

　なかなか行動が修正できない場合は，行動パターンが「クセ」として身についているということである．考える前にすでにからだが動いている，という状態．これは，長年の経験による学習なので，一度や二度の練習だけで修正するのは困難である．同じパターンのシナリオを取り出して，数週間，数ヵ月でも繰り返し修正してチャレンジすることが必要である．そして看護師長は，改善の努力を続けるスタッフに対して，あきらめずに敬意を持って支援し続けることが大切である．

第3章 病棟マネジメントがうまくいく20のワザ

4 複数のスタッフの目標管理をどう整理する？

ワザ 組織目標から個人目標までの目標を連鎖させるしくみを作る

　目標管理面接の際に，個人目標を病棟目標の中から選択させることで，組織目標と個人目標が連鎖しているしくみを作ることができる．個人目標といってもすべて個人に任せるのではなく，目標設定は組織の目標達成につながるように看護師長が交通整理をすることが重要である．

起こっている問題

　A病棟では目標管理を行っている．しかし，「目標が見つけられない」「目標管理用紙を紛失した」「何のためにやっているのかわからない」「目標管理で強制的に学会発表をさせられた」「目標管理に入れたのに研修に行かせてくれない」など目標管理に関する不満が多く，看護師長自身も形骸化した目標管理になってきたと感じている．

ケースの背景説明

　K病院は，病院全体でBSC（バランスト・スコアカード）や目標管理を導入しているわけではなく，看護部長の方針で看護部だけが目標管理に取り組んでいる．A病棟の看護師長は，「個人目標だから自分のやりたいことを何でもいいから目標として設定すること」とスタッフに指示している．看護師長は毎年5月には全員の目標管理面接を終了し，10月に中間面接で進捗状況などの確認をしているが，多くのスタッフは目標管理に積極的に取り組んでいないような現状となっている．

実践ストーリー

　A病棟では，看護師長が感じている通り形骸化した目標管理になっている．この状況を変えるには，看護師長が目標管理の取り組みに関する手順を作成し，スタッフに提示する必要がある．さらに，なぜこの病棟で目標管理に取り組んでいるのかについてスタッフが納得できる説明を行う．このような過程を省略すると「ただやっているだけ」の目標管理になってしまう．重要性を看護師長の言葉で直接伝えることに意味がある．

　看護師長が実践すること，スタッフが実践することについて実践例を以下に示した．実践例のポイントは，病棟目標と個人目標を連結させていることである．

●看護師長
実践1：病棟目標を設定する．
実践2：目標達成に必要な役割を提示する（役割＝個人の能力開発の機会）．
実践3：キャリア開発に関連した情報を把握する．
①クリニカルラダーレベル（臨床実践能力習熟段階）
②資格取得，研修受講，院内活動状況
③ライフステージ，人生設計

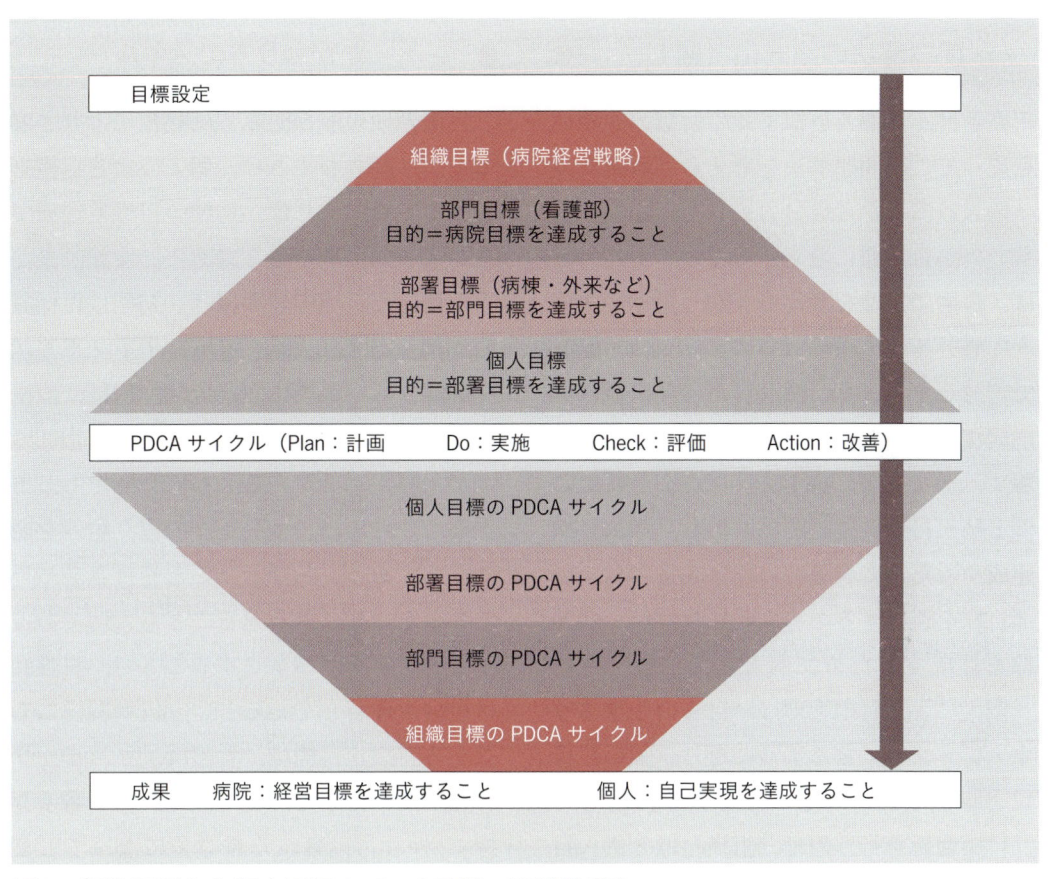

図1 組織目標から個人目標までの"目標の連鎖体系"

[図: 上下に対向する三角形(ダイヤモンド型)の図表]

上半分(下向き三角形 = 目標設定):
- 組織目標(病院経営戦略)
- 部門目標(看護部) 目的=病院目標を達成すること
- 部署目標(病棟・外来など) 目的=部門目標を達成すること
- 個人目標 目的=部署目標を達成すること

中央: PDCAサイクル(Plan:計画　Do:実施　Check:評価　Action:改善)

下半分(上向き三角形):
- 個人目標のPDCAサイクル
- 部署目標のPDCAサイクル
- 部門目標のPDCAサイクル
- 組織目標のPDCAサイクル

成果　病院:経営目標を達成すること　個人:自己実現を達成すること

---

④興味のあること,今後目指していること

実践4:目標管理面接の実施.

①組織目標と個人目標の関係についてわかりやすく説明する.

②病棟目標を達成するために必要な役割と活動内容を具体的に説明する.

③キャリア開発に関連した情報について確認する.

④自分のキャリアを活用・発揮できる役割を選択するよう伝える.

⑤期待している役割や行動について具体的に伝える(自分で選択できない場合).

●スタッフ

実践1:提示された中から自分の役割を選択し,個人目標とする.

実践2:次のことを看護師長と共通認識しておく.

①その役割を通して自分は病棟にどのような影響(変化・貢献)を与えたいか.

②その役割を通して自分は何を得るか,または成長するか.

実践3:PDCAサイクルに沿って目標管理を実践する.

①個人目標の設定,アクションプラン(工程表)を作成し,看護師長に提出する.(Plan)

②看護師長の指示により,個人目標を実践する.(Do)

③定期的に進捗状況を看護師長に報告し,評価,改善を行う.(Check)(Action)

第3章 病棟マネジメントがうまくいく20のワザ

問題解決の図式化（図1）

　組織目標から個人目標までの目標の連鎖体系を用いてこの問題解決を考える．看護師長の「個人目標だから自分のやりたいことを何でもいいから目標に設定すること」という指示は，自由に目標を設定でき取り組みやすいように感じるが，かえってスタッフは目標設定で苦労してしまう．個人目標は，組織目標を達成するために個人が取り組む目標として理解すべきである．図1に示したように組織目標と個人目標は連鎖関係にある．病院目標を達成するために看護部目標は設定され，看護部目標を達成するために病棟目標が，病棟目標を達成するために個人目標が設定される．個人による目標管理は，自らの仕事ぶりをマネジメントできるようになり，強い動機づけと自己成長につながるという目的もある．目標管理を行う際は，組織目標と個人目標の連鎖関係についてスタッフと共通理解をしておくことが大切である．

かかわり方のスキル

　目標管理の取り組み方は病棟によりさまざまだが，肝心なことは，個人による目標管理がうまく機能すれば，病棟の目標も達成できるシステムにすることである．看護師長が行う定期的な目標管理面接は，初回は目標設定の支援，2回目以降はPDCAサイクルの状況を確認する．最後の面接では，目標に取り組んだことによる病棟やスタッフの変化についてフィードバックする．目標管理でもっとも重要なスキルは，スタッフの取り組みを認めることである．苦労したことや行き詰ったことなどを一緒に振り返ることも大切である．評価をフィードバックすることで，看護師長は自分を理解しているという信頼関係にもつながる．設定目標は，看護師長とスタッフがお互いに納得した内容でなければ「勝手な目標」「押し付けられた目標」になってしまうので，設定目標を共有するための面接は必ず実施する．

5 中途採用のスタッフの早い離職が多い．不満・辞めたい相談にどう対応する？

ワザ "今までの職場のやり方"から"今の職場のやり方"に置き換えるための支援が重要

　中途採用者は，以前の病院の規範やルール，安全・感染管理に関する基本行動，看護ケアに必要な知識・技術をすでに習得した状態で入職してくる．そのため，今までのやり方と異なるやり方に遭遇するたびに，コンフリクト（葛藤）や不安によるストレスが発生する．

起こっている問題

　中途採用で入職してきたAさんは，1ヵ月経過後の看護師長面接で問題はなかった．しかし，3ヵ月を経過した頃から，点滴交換時の氏名確認を怠るなどの基本行動に起因したインシデントが増えてきた．プリセプターが，安全マニュアルに沿った確認行動を行うよう指導すると，いつもAさんは「私はちゃんとやっています」と答える．プリセプターは心配して，点滴交換時にAさんに声をかけると「前の病院の確認方法のほうが効率的だと思うんですよね」と言いながらマニュアルとは異なる方法で実施している．その他のことについても前の病院のやり方のほうが効率的という理由でマニュアルを軽視する傾向があり，注意するとむっとした表情になるため，スタッフ関係にも影響が生じている．

ケースの背景説明

　Aさんは，200床規模の総合病院の外科病棟に5年間勤務し，病院内の安全チームメンバーとして中心的な役割を担っていた．もう少し急性期の病院で学びたいという思いが強くなり，現在の病院に中途採用として入職した．Aさんの入職した病院は特定機能病院として最新の医療を行っている1,000床規模の大学病院である．Aさんは，第一希望の外科病棟に配属されたが，最初は不安なのでプリセプターによる指導を看護師長に希望した．プリセプターはAさんと同じ5年間の経験を持ち，熱心すぎるくらいの熱意を持って新人指導を行うので，他のスタッフからは非常に尊敬されている．現在のAさんの不満は，プリセプターが細かいことをチェックしすぎることと自分の意見が通らないことである．今回のインシデントの原因は，自分がまだ慣れていないために余裕がなく，たまたまその時だけ氏名確認を怠っただけで，そのことをインシデントとして扱われたことに納得できていない．

　Aさんの採用面接は事務職員が行い，中途採用だったため病院オリエンテーションは受けていない．配属後は，看護師長から病棟の構造について簡単に説明を受け，その後は，プリセプターによる指導を受けている．Aさんは，前の病院とのギャップはあるけれど，プリセプターの指導内容よりも前の病院のや

り方のほうが効率的でやりやすいことがたくさんあると感じている．

実践ストーリー

このまま放置すれば，他のスタッフとの関係が悪化する，安全に関する基準を順守しないことによるインシデントやアクシデントが発生するということが予想される．至急，何らかのかかわり・介入を開始する必要がある．

まず，Aさんは，病院の方針・基準を順守するという基本行動が不足していると考える．面接を通して看護師長がはっきりとそのことを伝える．病院の方針，基準・手順などは病院目標を達成するために作られ明文化されている．病院目標の中には患者の安全を守ることも含まれる．病院は職員に方針や基準・手順を周知徹底させ，職員は方針や基準・手順を理解し順守する義務がある．そのことがいかに重要か，Aさんに理解させることから始める．

看護師長は点滴交換時のAさんの確認行動手順と病院の安全マニュアルとを照合し，正しい部分と間違っている部分をAさんに直接伝える．同時に，点滴交換に限らず，病院の安全マニュアルの順守を徹底するよう指示する．安全確認をAさん独自のやり方で継続することが，いかに危険であるかについて教育する．マニュアルは患者の安全を確保するための重要なルールであり，今後も確認行動については定期的に評価することを毅然とした態度で伝えておく．

次に，Aさんとプリセプターの関係について介入する必要がある．Aさんは3ヵ月が経過し，かなり自立度が高くなっているので，プリセプターの支援内容について再検討する段階になっている．看護師長は，Aさんの自立度を確認するため面接による評価を行い，その結果でプリセプターの支援内容を変更することをAさんとプリセプター両方に伝える．自立度評価は，入職時のオリエンテーションを想起すれば答えられる範囲で行う．Aさんの場合は，後述の実践3の④として基準・手順の順守について述べることができるかがポイントである．プリセプターから自立できる状態になった時点で，他のスタッフと同様に目標による管理を開始する．

実践1：職員として病院の方針，基準・手順を順守することを指示する．
実践2：プリセプター支援レベルの検討．
実践3：3ヵ月経過の自立度評価面接．
①報告・連絡・相談の重要性について述べることができる．
　例：重大事故の発生を未然に防ぐ，重大事故を最小限に抑えるために重要
②報告・連絡・相談のルートについて述べることができる．
　例：日勤の場合，夜勤の場合について
③絶対にやってはいけないことについて述べることができる．
　例：個人情報漏えい，他者の誹謗・中傷など
④絶対にやらなくてはならないことについて述べることができる．
　例：基準・手順の順守（安全確認，感染予防対策など），報告・連絡・相談など
実践4：自立度評価の結果を本人に伝える．
実践5：個人目標管理の開始（プリセプターから自立したことを承認）．

問題解決の図式化（図1）

この問題を，新しい組織に適応するプロセス（社会化）の視点から考えてみる．社会化

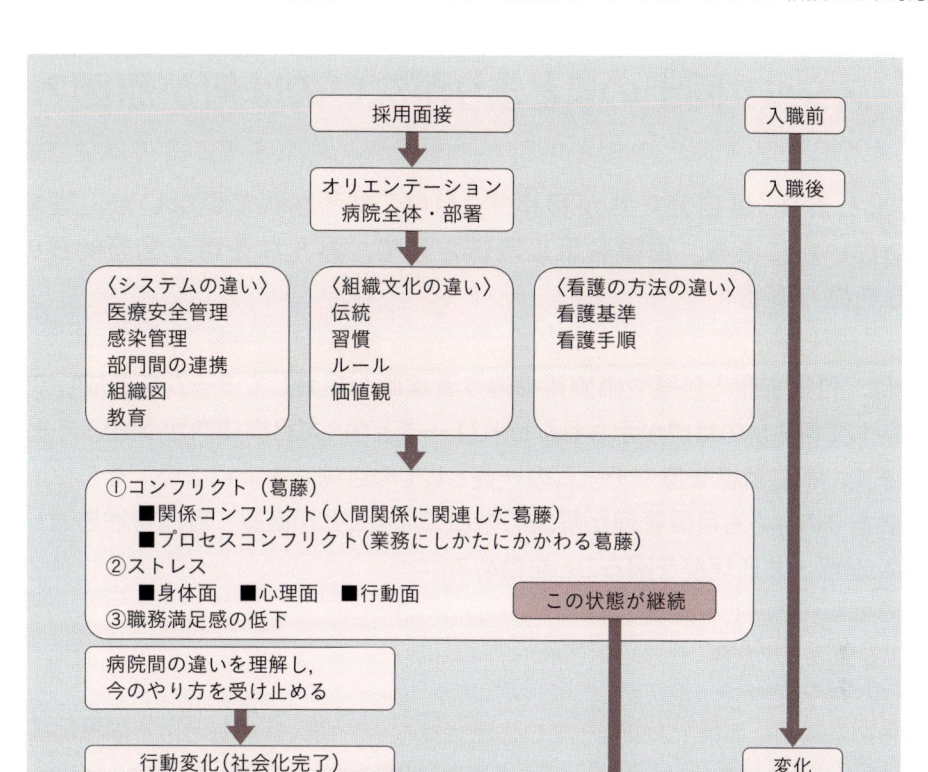

5 中途採用のスタッフの早い離職が多い．不満・辞めたい相談にどう対応する？

図1　問題解決の図式化

の過程を入職前，入職後，変化（行動変化）の3段階とする．Aさんは，入職前の業務のやり方を入職後も継続していた．中途採用者には，以前の病院のやり方を新しいやり方に置き換えるための作業過程の期間が必要である．その期間には，業務のしかたにかかわるプロセス・コンフリクト（葛藤）や指導者から押し付けられているという人間関係に関連したコンフリクト（葛藤）などを経験する．現在のAさんはまだ多くのコンフリクトを感じているので，社会化はまだ終了していない．Aさんが，病院間の違いを理解し新しいやり方を受け止める行動変化ができるための支援が今後も必要である．

かかわり方のスキル

Aさんのコンフリクト（葛藤）が表面化することで周囲にも支障が出始めたら，かかわりを開始する．たとえば，Aさんが直面している「システムの違い」「組織文化の違い」「看護の方法の違い」の枠組みで病院間の違いを整理していく．整理する過程でAさんは，徐々に新しいやり方に意味があることを理解する．この過程がうまくいけば社会化は完了し組織とのコミットメントも強化するが，困難な場合は残念ながら退職につながることもある．

第3章 病棟マネジメントがうまくいく20のワザ

6 スタッフ同士のまとまりがないのは何が原因?

ワザ "まとまり"は自分たちが目指す"目標"が示されていないか,理解されていないかにある.目標を示し浸透させて,みんなを導く看護師長のかかわりを振り返る

　病棟では,目指す個人目標や価値観の違う看護師が集合してチームを形成している.当然,病棟として何らかの目標が示されなければ一丸となって目標に向かう強いチーム力は育たない.また,同じ目標を持つチームの一員としての自覚も生まれない.そこで,スタッフ同士のまとまりのなさも目標管理が解決の糸口になることがある.目標管理を通してスタッフ間の相互理解・共通理解を図ることを勧める.

起こっている問題

　私たちの看護の仕事は1人で行っているのではない.個人は病院という組織に属し,さらに部署のチームに属し,そのチームで看護を提供している.チームに属している看護師として看護部の目標を達成するために立てた「病棟目標」に向かって団結しがんばるという気持ちが欲しいところである.しかし,現実,帰属意識は希薄といわざるを得ない状況であり,個人は自己のキャリアアップを主張し,組織貢献の意識が少ないことも問題である.ジェネラリストナースとしてさらにキャリアアップを目指し,ICUなどのクリティカルな領域への勤務異動を優先したい看護師やスペシャリストとしての活躍を夢見る看護師など,自分のキャリアアップを優先している.人の成長には興味を持っていないときっぱりと言うスタッフもいる.このように自分は自分のキャリアアップを図りたいという思いはたくさん語るが,自分を育ててくれるのもまた,組織であるということに気づかずにいる.個人の成長は,共に育とうとするチーム全体の成長とは別物と考えている場合も多いのである.

ケースの背景説明

　この問題の解決については病棟を率いる看護師長のリーダーシップにかかっている.病棟の目標を示し(これは看護師長のトップダウンだけで決定するのではなく,ボトムアップとしてスタッフの意見も取り入れ,病棟のスタッフ全員で目標を立案することが大切である),何をどうすれば病棟目標を達成できるかを自分たちで考えて行動する組織風土を形作ることから始まる.各人が目標を達成するプロセスを楽しみ,自分自身の成長のみならず,他者の成長をも喜ぶ姿勢こそ,まとまりのある組織づくりと考える.チーム力を上げるための個々人の努力の中にこそ,真の自己実現への姿がある.

　目標管理の中の2つの目標には,①「組織貢献としての目標」と②「個人のキャリアアッ

110

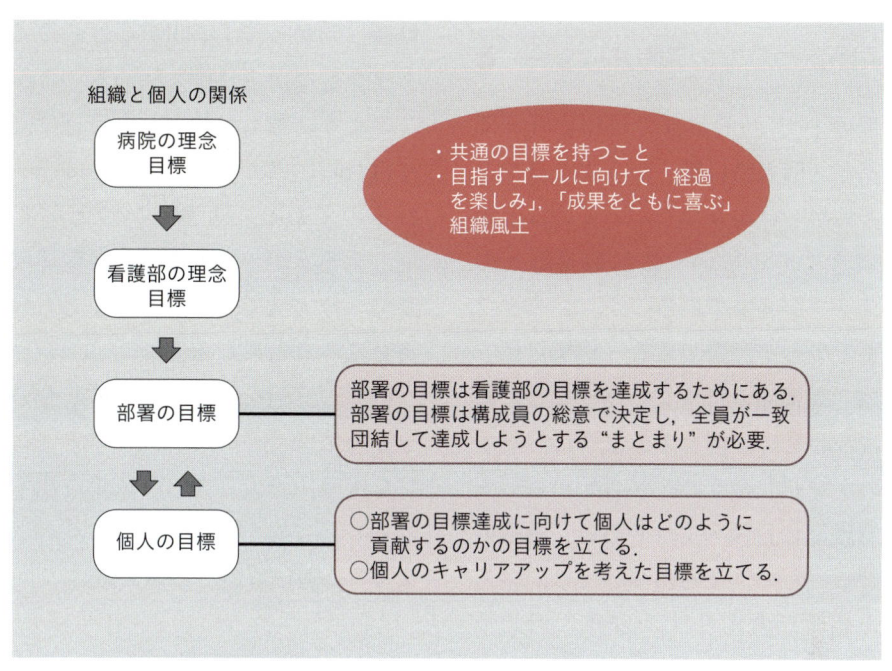

図1 問題解決の図式化

プに向けた目標」がある．「組織貢献としての目標」（たとえば所属する部署の目標達成に向けた目標）について具体化するためには「何を」「いつまでに」「どのように」取り組むかをチームの"総意"で考えることを勧める．そのためにチームが向かう方向をしっかり定め，ベクトルを一致させる作業が必要となる．そのことがチームの気持ちを1つにさせることにつながるものと考える．

NHKで放送された「『プロジェクトX』が感動を呼び起こすのは，それが決して1人の努力で達成されたことではないからである．チームが一丸となって事にあたる，それこそが重要なのだ」と[1]，金井壽宏氏は言っている．

実践ストーリー

実践1：前年度の2月に「目標」に対する「成果」について看護師長会で総括し，次年度の看護部の目標を決定する．

実践2：「看護部の目標」を達成するための「部署での目標」をチーム総意で決定する．

実践3：チームは効率よく部署の目標を達成すべく委員会を組織し，それぞれ団結し，チームの行動目標に向かって計画的に実践する．

実践4：中間評価は，それぞれの委員会のメンバーが所属する委員会の目標に向かって，具体的実行計画が計画通りに進んでいるかどうかの評価・修正を行う．

実践5：最終評価も，それぞれの委員会のメンバーが所属する委員会の具体的行動計画に沿って，最終的に目標が達成されたかどうかの評価を行う．

問題解決の図式化

図1のとおりである．

かかわり方のスキル

　目標管理の中で，「看護部の目標」と「部署の目標」と「個人の目標」がうまくリンクし，それぞれがしっかりつながっていると感じられるようにもっていくには看護師長のリーダーシップが必要である．とくに，スタッフ同士のまとまりが意識できる「病棟目標」については「看護部の目標」を達成するために自部署に合わせて，何をどのように計画すればよいのかを話し合うことから始める．たとえば，看護部の目標の1つである「看護の質向上を図る」ということについては，いろいろな取り組みが考えられ，「正確な看護技術の提供に努めるための学習会の開催」であったり，「経験学習であるリフレクションを学び，日常の看護実践をリフレクションする」であったりと，「正確な技術の提供」に向けた目標も，「看護実践のリフレクション」の目標も「看護の質向上を図る」ための目標になりうる．自部署に合わせた取り組みとは，病棟を構成するスタッフの総意で考えた目標に向かって1年間がんばるのであり，ワクワクしながら目標を決めることができる．このように誰もが納得した目標に向かって取り組む時には人々の心的エネルギーが結集されるのである．スタッフ同士がよく話し合い，チームが一丸となって目標達成に向かう姿勢こそ大切で，意識しなくとも帰属意識も養われることになる．

　個々の感情を気遣い，理解し合い信頼関係を築いてゆくために相互でコミュニケーションを図り，一丸となって成果を出す（作り上げる）喜びを分かち合う中に"チームのまとまり"を感じるのだと考える．

●引用文献
1) 金井壽宏・高橋　潔：組織行動の考え方，202頁，東洋経済新報社，2004

●参考文献
1) 横山哲夫（編著）：キャリア開発/キャリア・カウンセリング，生産性出版，2004
2) 藤原瑞枝：事例で学ぶ師長のスタッフ支援・動機づけ・風土づくり，日総研，2011

Tips　待つということ

　鷲田清一氏の著書『待つということ』の冒頭に，「待たなくてよい社会になった．待つことができない社会になった」とある．携帯電話の普及によって人は待たせることをしなくてもよくなった．そういえば，「待ち遠しい」「待ちぼうけ」「待ちこがれる」「待ちくたびれる」という状況は現代社会に生きる者にとってもう死語のように感じられる．ぼんやりと何かを求めて待つこと……．そんな情緒的なシチュエーションは想像上の世界になりつつある．わが子の誕生ですら男の子か女の子かと期待に満ちて待つということをしなくても，妊娠6ヵ月ぐらいになると，ほぼ100％わかる．3Dの超音波診断装置を使えば，顔の表情までわかるようになった．しかし，"待つこと"が必要なのは人の成長だと思う．人は一足飛びに成長することはない．寝返り，お座り，歩き始めるといった成長に必要な時間が必要なように，看護の場面でも，看護師のライセンスを持ちながらも一人前になるプロセスは一足飛びではない．見守られ，支えられながら自立した看護ができるようになる．急ぎすぎず，成長を"待つこと"が大切だと思う．

7 スタッフ間の人間関係がうまくいかないが，どうマネジメントする?

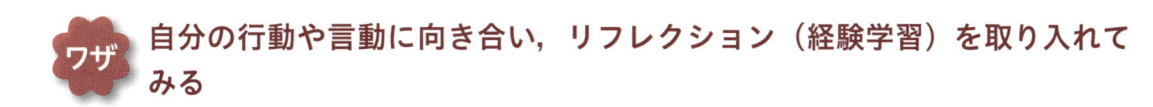

ワザ 自分の行動や言動に向き合い，リフレクション（経験学習）を取り入れてみる

　新人として入職する看護師は成人学習者であるということを理解して対応することが必要である．成人学習者にとって意味ある，効果的な学習方法として「体験を通して学ぶこと」や「効果的なフィードバック」などがある．体験を通して学ぶためのリフレクション学習や，リアルタイムに行われる具体的で建設的なフィードバックが効果的なのだが，実際はそれとは逆のことが起こっているのである．

起こっている問題

　『こんなことがあったのよ』と同僚間で第三者の看護ケアの場面のことを話していることが「陰口」とは思っていない．また，「陰口」を言っている本人はそれがスタッフ間の関係をまずくしているということに気づいていないことが多い．『できていなかったこと』に対しては『もっとこうしてほしい』と思うことはあるかもしれない．しかし，そこに建設的なアプローチがないと，ただの「噂話」に終わってしまうのである．時に，笑いを交え，「言いっぱなし」で終わるなどというのは，ただ話を大きくするだけで無責任といえる．
　また，繰り返し注意を受け，陰でも自分の失敗を「噂されている」のを偶然聞いてしまった場合には素直に注意や助言を聞けなくなってしまう可能性もあり得る．

ケースの背景説明

　臨床現場では24時間継続してチームで看護ケアを提供している．一般病棟の夜勤は日勤に比べて担当看護師の人数が3分の1程度になる．新人看護師が夜勤に入る頃には1人前になっていてほしいと願うのだが，実際はそうはいかないもの．現実は入職1年後であっても，自立した看護実践を望むのはむずかしい状況のことが多い．毎年，各部署には数名の新人看護師が配属される．実践能力に差はあっても，そんなに大きく違いはないが，ある看護ケアの場面からスタッフ間で陰口に上がるケースがある．たとえば，新人が複数人数を受け持ち，多重課題に取り組んだ結果，仕事が雑であったり，後始末ができなかったり，次の勤務者が気持ちよく患者のベッドサイドのケアができるように整理整頓ができていなかったりする．最初の頃は先輩看護師も指導をしながら新人の大変さに理解を示し，そっと片づけを手伝っているのだが，いつまでたっても改善が見られない時には，ついつい陰で「○○さんはいつも……なの」「そうそう，私の時もそうだった……」というふうになっていく．患者からその新人看護師が「ケアが丁寧でない」と言われるよ

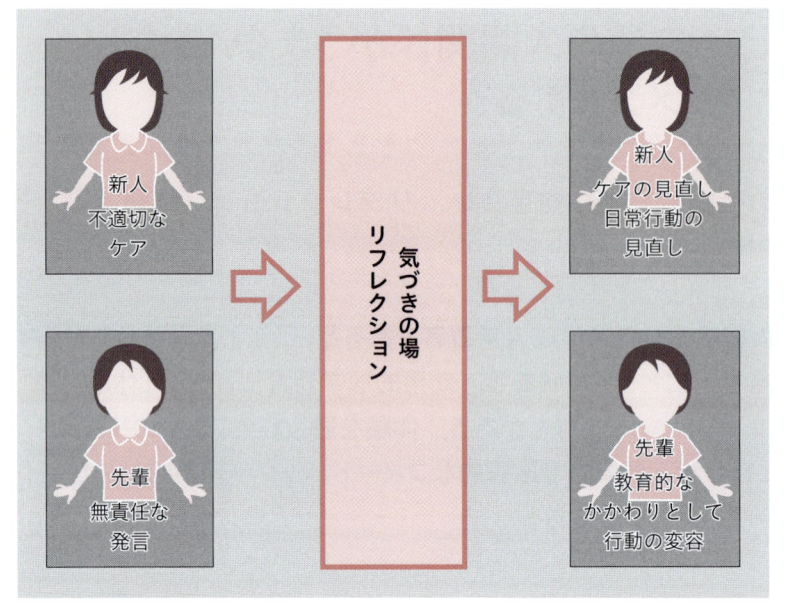

図1　問題解決の図式化

うなことになったら，「ほら……やっぱり」，「何回も注意しているのに……直らないのよ」となるのである．

それは先輩看護師が助言をしたり，注意をしたりした時の新人看護師の反応が原因になっている場合がある．

実践ストーリー

このような問題は，以下のように解決していく．

実践1：新人と指導をする側の2人でリフレクションを行い，「看護ケア」の気になるところを直接本人の言葉で気づきについて語る．

実践2：噂話に終わらせないためにも，どう対応したらよいのか，オフィシャルな会で建設的な対応（どのような指導が適切であるか）の検討をする．

実践3：指導を受ける側は普段から人の注意や助言を素直に聞く姿勢を大切にする．

問題解決の図式化

図1のとおりである．

かかわり方のスキル

1．看護実践をリフレクションするコツとしては看護実践の場面や状況をできるだけありのままに詳しく記述していく．5W1Hを意識して記述していく．その場面を読むと本人でなくても状況が手に取るようにわかるように詳しく書く．それを基に，新人は指導者とともに自分が行った看護行為について分析してみる．自分の考え方の癖や，性格的な傾向について振り返ってみる．これまでの実践知や知識（理論）に照らし合わせ，活用できるものはないかを考え，行為の根拠を確認する．自分の行為について内省し，次の看護場面で活かすことができるように，その作業での「気づき」を自分のものにする．

2．リフレクションを行った後は，その気

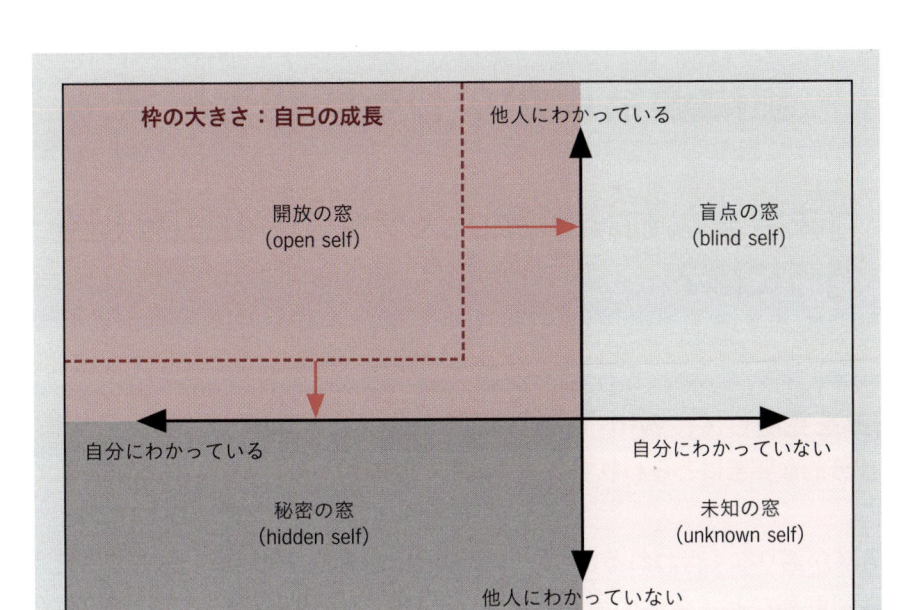

7 スタッフ間の人間関係がうまくいかないが，どうマネジメントする？

	他人にわかっている	
開放の窓 (open self) 枠の大きさ：自己の成長		盲点の窓 (blind self)
自分にわかっている		自分にわかっていない
秘密の窓 (hidden self)		未知の窓 (unknown self)
	他人にわかっていない	

図2　ジョハリの窓

づきをみんなで共有し，新人はこんな学び（リフレクションの内容を示し）をしたので，しばらくはみんなで「見守る」という組織風土を形成する．

3．一方で新人は指導を受ける側として，対人関係の気づきのモデルである「ジョハリの窓」の中の盲点の窓（blind self）を小さくし，開放の窓（open self）を広げる（**図2**）．

そのために，普段から指摘や助言は素直に受け止める姿勢が必要である．

●参考文献
1) グレッグ美鈴，池西悦子（編）：看護学テキストNiCE 看護教育学，南江堂，2009
2) 東めぐみ：看護リフレクション入門，ライフサポート社，2009

組織運営にかかわる問題を解決

8 さまざまな勤務形態のスタッフの役割分担をうまく行うには？

ワザ 弱みを克服して，Win-Winの関係を作る
―部分的な要素にとらわれずに，全体を視野に入れることで解決策が見えてくる

　毎日の業務が滞りなく行われるように，管理者は多大な労力を払っている．とくに交代制勤務や短時間勤務など，条件の異なるスタッフの勤務を組み合わせて看護を提供するにはどうすればよいのか，試行錯誤のプロセスから解決策を見出してみる．

起こっている問題

　ここ数年，子育てをしながら仕事を続ける看護師が病棟勤務をすることが増えてきた．これまでは外来など，夜勤がなく，比較的定時に帰宅できる部署に配属されることが多かったが，今年からは育児部分休業（以下，育部休）や育児短時間勤務（以下，育短）をとるスタッフ（以下，短時間勤務スタッフ）が病棟に配置されることとなり，さまざまな勤務形態のスタッフの勤務を組むことに頭を悩ませていた．

ケースの背景説明

　4月，育部休で週3日だけ勤務する看護師1名と，育短で業務終了時間を2時間早く切り上げて勤務する看護師1名が配属された．業務内容は，とりあえずその日のケアや検査の介助，予定入院患者の担当などのルーティンワークを中心にした．しばらくして，副看護師長から「毎日フリー業務が中心だと，仕事が面白くないようだ．短時間勤務スタッフは看護経験も十分あるので，もう少し責任のある仕事を任せられないでしょうか」と相談された．

実践ストーリー

　A病棟では勤務するスタッフの6割以上が卒後3年目までの看護師であった．毎年，新人看護師が大勢入職する一方で中堅の看護師が少なくなり，指導に悩んでいた．また，業務では注射・検温・ケア・検査・手術出し・入院などが重なる10時から12時の間の業務が過密になっており，新人看護師1人では時間通りに業務を進められず，チームリーダーがサポートしていたが，そうすることで今度はリーダー業務が進まないという状態であった．

　そこで，短時間勤務スタッフは，経験の浅

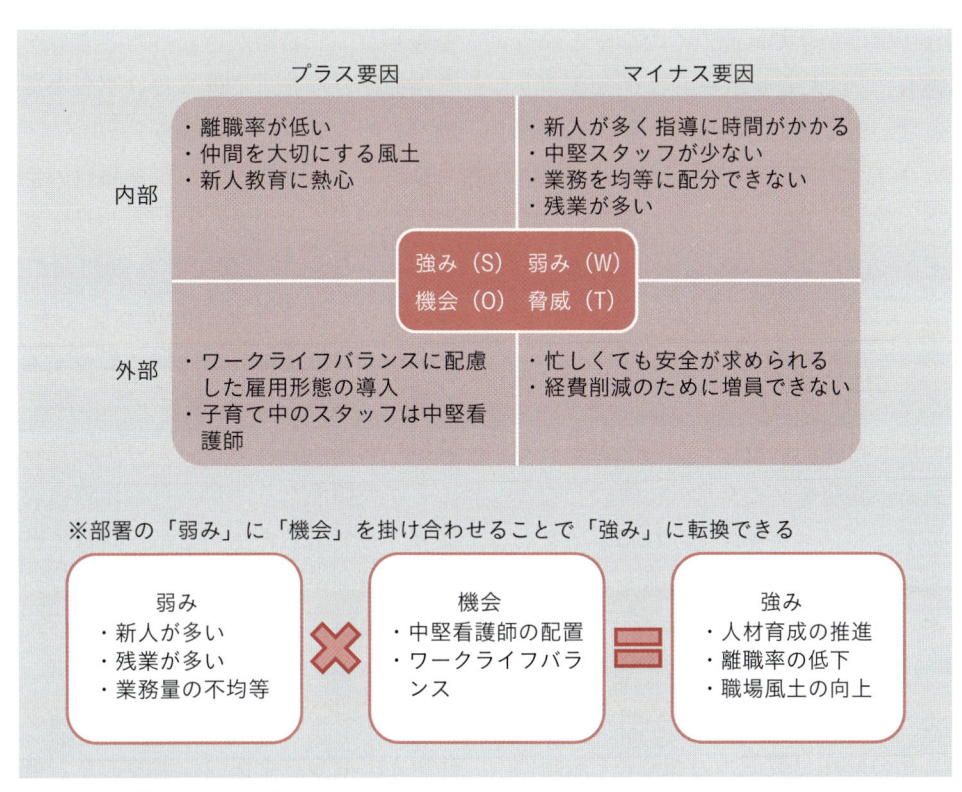

図1　A病棟のSWOT分析

	プラス要因	マイナス要因
内部	・離職率が低い ・仲間を大切にする風土 ・新人教育に熱心	・新人が多く指導に時間がかかる ・中堅スタッフが少ない ・業務を均等に配分できない ・残業が多い
外部	・ワークライフバランスに配慮した雇用形態の導入 ・子育て中のスタッフは中堅看護師	・忙しくても安全が求められる ・経費削減のために増員できない

強み（S）　弱み（W）
機会（O）　脅威（T）

※部署の「弱み」に「機会」を掛け合わせることで「強み」に転換できる

弱み
・新人が多い
・残業が多い
・業務量の不均等

×

機会
・中堅看護師の配置
・ワークライフバランス

＝

強み
・人材育成の推進
・離職率の低下
・職場風土の向上

い新人看護師とペアを組み，指導をしながら一緒に業務を行うことにした．新人看護師は，先輩とペアを組むことで，いつでも相談や援助を求めることができるようになり，先輩看護師の看護のコツや看護の視点を学ぶ機会が増えることで，少しずつ自分自身の看護にも自信が持てるようになった．

短時間勤務スタッフも，ペアを組む看護師に必要な引継ぎをして，無理なく業務を終了することができ，指導をする中で中堅としての役割を果たすことで，短時間であっても仕事に対する満足感が得られるようになった．

チームリーダーからは，「いままでは新人看護師に重症患者の担当をさせられなかった．また，担当患者の数を少なくせざるを得なかったので他のスタッフの負担が大きかったけれど，中堅とペアを組むことができるので，重症患者も担当できるようになり他のスタッフの負担が減りました」との評価が得られた．

問題解決の図式化（図1）

当初の視点は，"短時間勤務スタッフにどのような業務を割り当てるか"であったが，思ったような結果にはならなかった．そこで，"病棟全体のケアの質向上のためにどうするか"という視点で，短時間勤務スタッフの臨床能力を活用する方法に切り替えることにした．

もともと，この病棟には新人看護師が多く中堅スタッフの不足という弱みがあった．ここに短時間勤務スタッフが配置されたことは弱みを克服する機会ととらえることができる．短時間勤務スタッフも，「フルタイムで働けないのはみんなに申し訳ない．かといっ

て単調な仕事ばかりでは面白くない」という気持ちから，「新人のサポートは任せて！」という意欲が出てきた．そして，新人看護師をサポートしてくれるスタッフがいることで，他のスタッフも安心して担当業務に集中することができるようになったのである．

── かかわり方のスキル ──

病棟では，日々，いろいろな問題が生じるため，目前の問題をタイムリーに解決しなければならず，ついパターン化された手法をとりがちであるが，大切なのは問題を見誤らないことだ．この場合，"短時間勤務スタッフ"は問題ではなく，病棟を取り巻く要素の1つととらえ"病棟の問題は何か"を明確にしたことで，その解決（改善）のために"短時間勤務スタッフ"を活用するという方法が導き出されたのである．

もう一点，看護師長が気を配るのは，勤務における公平性を保つことである．勤務表を作成する場合にスタッフ全員の希望を実現するのは不可能だが，特定のスタッフの希望を優先しない，希望が重なったときはチーム内で調節するなど，できるだけ不公平感のない勤務表の作成を心がけよう．

勤務表は，病棟看護の質や職員の生活の質を左右するものである．しっかり仕事をし，しっかり休むことができる勤務表が望まれる．また，スタッフの心得としては，「病気や突発的な行事はお互い様と思って気持ちよく休んでもらう」，反対に「急に休んだ時は職場の仲間に感謝する」という気持ちを持つことが大切である．年次有給休暇の取得は労働者として当然の権利だが，同時に患者への看護を保証することは職業人としての責任であり，職場の仲間に心を配ることは社会人としてのマナーであると考える．

ワークライフバランスは個々のスタッフの仕事と生活の質を保つことであり，単に業務時間が短くなることや，みんなが同一の勤務をすることではない．また，個人のワークライフバランスはその時々で何を優先しているかによって変わってくるため，スタッフとよく話し合って勤務の形態を考える必要があるかもしれない．

9 みんながんばっているのに残業時間が減らないのはなぜ？

ワザ "人・もの・しくみ"でタイムロスを減らす
―職場のムリ・ムラ・ムダを見直すことで，時間が生まれる

　近年の医療の高度化，複雑化や在院日数の短縮によって，病棟の看護業務は過密化し，残業は日常化している．残業を減らすことは経営面でのメリットだけでなく，スタッフの体と心の健康のために，改善されなければならない課題である．看護業務全体を見直すことで，単なる数値目標に終わらせない改善のプロセスを考えてみる．

起こっている問題

　ある日，A看護師長は緊急入院の調整，患者の家族との面談，地域のケアマネジャーとのカンファレンスや会議を終えて，ようやく明日の仕事の準備に取り掛かろうとデスクに座ると，もう19時になっていた．ふと見ると，ナースステーションには，まだ日勤の勤務者5～6名が入院患者の内服薬の整理や，記録のためにカルテに向かっている．早く帰りなさいと言いたいが，残っている仕事の多さに言葉を飲み込んでしまう毎日である．

ケースの背景説明

　病院管理部からは，"時間外勤務を減らす"ように厳しく求められているが，超過勤務は減るどころか，ますます増えている．スタッフは緊急入院や重症者のケアに加えて，日勤が終わってからも次々とやってきては指示を出す医師たちの対応や記録に追われている．どんなに忙しくても事故を起こさないように看護業務をしなければならないし，新人看護師の教育も欠かせない．スタッフには毎朝のミーティングで残業しないように言うことで，数日間は残業が減ったように見えたが，すぐに元に戻ってしまっていた．

実践ストーリー

　これまでのやり方では，"1人ひとりが早く業務を終了するようにがんばりましょう" "残業を10％減らしましょう"など，スローガンはあったが，そのための具体的な計画がなかった．そこで，病棟会議で看護業務の全体から，スムースに進まない業務はどのような業務なのか，問いかけてみると，次のような意見が出された．

①担当患者のケア，処置，薬剤投与などは，すべてその担当看護師が行うため，ある時間帯に業務が集中して忙しく，ヒヤリハットが多くなっている

②予定時間に医師が来ないので，待っている時間が無駄である

③薬剤部での調剤に時間がかかるので，看護

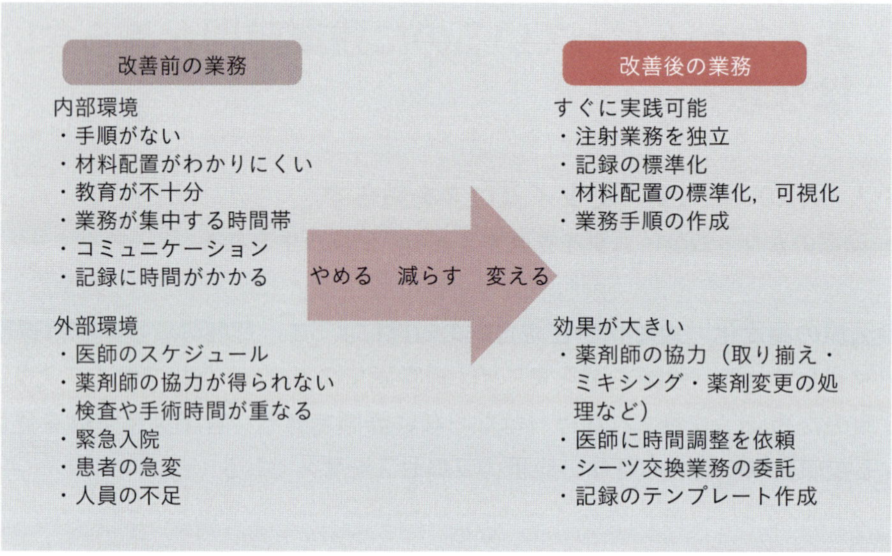

```
┌─────────────────────────────────────────────────────────────┐
│   改善前の業務                          改善後の業務            │
│  内部環境                              すぐに実践可能           │
│  ・手順がない                           ・注射業務を独立         │
│  ・材料配置がわかりにくい                ・記録の標準化          │
│  ・教育が不十分                         ・材料配置の標準化，可視化│
│  ・業務が集中する時間帯                  ・業務手順の作成         │
│  ・コミュニケーション                                         │
│  ・記録に時間がかかる      やめる 減らす 変える                  │
│                                                             │
│  外部環境                              効果が大きい            │
│  ・医師のスケジュール                   ・薬剤師の協力（取り揃え・│
│  ・薬剤師の協力が得られない                ミキシング・薬剤変更の処│
│  ・検査や手術時間が重なる                  理など）             │
│  ・緊急入院                            ・医師に時間調整を依頼    │
│  ・患者の急変                          ・シーツ交換業務の委託    │
│  ・人員の不足                          ・記録のテンプレート作成  │
└─────────────────────────────────────────────────────────────┘
```

図1 問題解決の図式化

師が調剤することが多い
④看護師，看護助手のどちらがやるのか明確になっていない業務がある
⑤材料棚の物品が取り出しにくい，どこに何があるのかわかりにくい
⑥看護手順書がないため，慣れない処置はいつも誰かに教えてもらう必要がある
⑦看護記録はまとめて記入するので，いつも勤務時間が終わってから記入している
そこで，次のように業務を改善した．
①注射業務を独立させて，受け持ち看護師の負荷を分散させた
②看護師でなくてもできる患者の搬送，シーツ交換，器具の洗浄などの業務は，看護助手や外部委託を導入し，業務を委譲した
③少しの時間でも記録できるように，フォーマットやテンプレートを作成し，簡略化した
④材料の配置場所，配置数を決め，使いやすくした
⑤標準業務手順を作成して，誰でも手順がわかるようにした

問題解決の図式化（図1）

　残業につながる業務の要因は，病院全体のシステムの問題や，医師，薬剤師など他職種との業務分担や連携といった外部環境と，看護体制，材料配置や看護手順などの内部環境に分かれていることが見えてきた．このうち，他職種に起因する外部環境を変えることは容易ではないため，長期的な改善策とした．一方，内部環境を変えることは比較的容易な対策であり，すぐに始めることができた．
　ただし，内部環境の改善はすぐに実践できる反面，大きな効果は見込めない場合がある．時間がかかってもより大きな効果が期待できる場合は，外部環境の改善に着手することが重要である．

かかわり方のスキル

　これまでは残業を減らすことに着目していたが，本来は，「ムリやムダをなくしてみんなが気持ちよく働くことができるように業務

を整える」ことが目的であり，そのプロセスの結果として残業が減ったのではないだろうか．

今回の改善策を実践するにあたって，チームリーダーには，メンバーの業務の進行状況を意識的に見るようにし，困っているメンバーへの支援を積極的に行うように依頼した．すると，チーム間のコミュニケーションがよくなり，"ちょっと手伝って""何か困ってない？ 手伝おうか？"など，相互支援が促進された．

メンバーのキャリアにかかわらず，チームワークのよい職場は不思議と仕事がスムースに進むことは，誰でも経験していることである．互いに関心を持って相手にかかわることで，助けてほしいときのサインがよくわかる，頼みやすくなる，結果的に業務の効率が上がり残業が減るという成果が得られた．

最後に，時間は目に見えないものであり，常に意識していないとあっという間に過ぎてしまうものである．看護師長は日々の役割として「昨日は病棟会で遅くなったので，今日は早く帰って体を休めましょう．業務は全員18時に終了！」など，1日の初めに宣言し目標を一致させておくこと，そして目標終了時間の数時間前に，もう一度スタッフに思い出させることも大切である．

Tips 『business Think―仕事で成功する8つのルール』

病棟管理者は，毎日が問題との直面と判断の連続である．あまりにも多くの事案を判断しなければならず，時として表面的な解決に目を奪われることもあるのではないだろうか．そんな時におすすめなのが『business Think―仕事で成功する8つのルール』である．

1. 入り口でエゴをチェックする
2. 好奇心を育てる
3. ソリューション（問題解決をしてくれる外部事業やシステムなど）から離れる
4. 証拠をつかむ
5. インパクトを計算する
6. 波及効果を探る
7. 黄色信号では減速する
8. 原因を見つける

この8つのルールの中でとくに意識しておきたいのが，「入り口でエゴをチェックする」ことである．自分の考えだけに固執すると，対話がなくなり，さまざまな情報や問題解決の機会が失われ，良い結果が得られなくなる．このbusiness Thinkを続けることによって，問題に直面した時に，真になすべきことが見えてくるかもしれない．

●参考文献
1) デイヴ・マーカム，スティーヴ・スミス，マハン・カルサー：business Think―仕事で成功する8つのルール（鈴木主税訳），日本経済新聞出版社，2002

第3章 病棟マネジメントがうまくいく20のワザ

10 組織のモチベーションアップにどのように取り組む？

ワザ 今の状態を"承認"して，今よりも何をプラスすればどうなるかをイメージ化させてみよう

　おそらくどの病棟においても，患者への説明責任から，数多くの書類の処理や日々のケア，それらに加え，患者からの要求は多種多様化しており，看護師は多忙な業務に追われている．そのような中で，あなたの病棟には果たして活気があるだろうか．

　非常に忙しいことで有名な病棟にもかかわらず，なぜか，病棟全体に活気があり，スタッフのモチベーションが高いように感じたことはないか．また，逆になぜか病棟全体に活気がなく，スタッフの表情も暗いと感じたことはないか．

起こっている問題

　A病棟のスタッフは皆真面目であるが，研修会への参加に対しては積極的ではなく，病棟単位でみても，参加率ワースト1である．看護師長は，そのことについて悩んでいた．その矢先，次年度の委員会ならびに係のメンバーを選出しなければならず，看護師長は各委員会の委員の適任者を選定し，各自に伝えた．しかし，全員断ってきた．

ケースの背景説明

　A病棟は，1日の入院数が10名を超え，おまけに退院の数も入院数とほぼ同数いるほど忙しい病棟である．退院患者数が多いため，当然ながら空床ベッドの依頼も頻繁にある．病棟は活気がなく，スタッフのモチベーションはどんどん下がる一方である．スタッフ皆，日々の業務だけで精一杯の状態であった．

実践ストーリー

　この問題を解決するには，今の状態を看護師長が承認すること．そして，個々人の役割を伝え，認知可能な状態までもっていくことが重要である．そして，本人がどのように役割を意識してきたか，役割を遂行する意欲を引き出す前段階に立ったかということを1つずつ確認していく．次に動機づけを行い，成功像をイメージさせていく．そうすることで，役割をいやいやながら受けるのではなく，受けてやってみようかな……と徐々に思うようになってくる．

実践1：承認する→非常に忙しい病棟で，よくやってくれているということを言葉に出して伝える．

実践2：役割期待→あなたには○○のような役割があり，私はあなたに○○を期待している．

実践3：役割認知の確認→あなたが伝えた役割をどの程度理解してくれたかを確認する．

実践4：動機づけ→今よりも少し成長した自

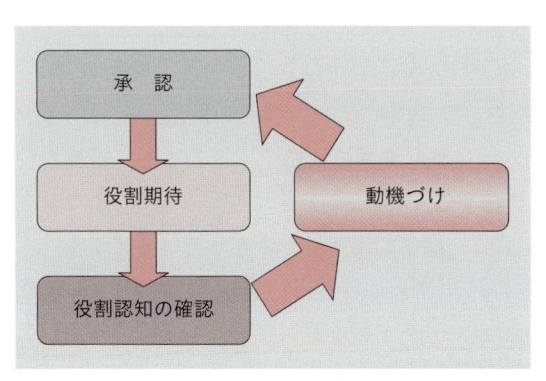

図1 モチベーションアップのための図式化

分をイメージできるようにアドバイス．こうすればこうなるのではないかしら？ 個別性を考慮し，より具体的に伝えよう．

問題解決の図式化

図1のとおりである．

かかわり方のスキル

看護管理者がスタッフ個々人に対して，愛情を持って伝えていくことが何よりも重要である．
①スタッフ個人のことをちゃんとみているということを伝えよう．
②内省（これまでの実践経験を振り返る）の機会を意図的に作ろう（対話を大切に）．
③スタッフが何をどうすれば成功するかの道しるべを示そう．
④明るく元気な状態で伝えよう．

●モチベーションをアップさせる具体的な方法
　仕事への不満を生み出す要因をいくら改善してもモチベーションは向上しない．
　よって，内的要因（人の心の中にあり，行動を引き起こすもの）を高めることがモチベーションアップには効果的である．

　看護管理者として，スタッフへの働きかけは，頭では理解しているつもりでも，いざかかわろうとすると，どのようにして内的要因を引き出せばよいのか，非常に悩むところである．ずばり，看護管理者自身が活き活きと元気よく，笑顔で周囲の人たちとかかわっているかということである．「上司との人間関係がよいほど，モチベーションを向上させる効果がみられる」[1]という報告もあり，これぞ看護管理者の責任は多大である．

　また，看護管理者自身，モチベーションが低レベルの時に，果たしてスタッフに対して，良いアドバイスや承認，あるいは，ポジティブフィードバックができるであろうか．自分自身のモチベーションがある程度の位置に保たれていることを確認し，またポジティブシンキングを意識しながら，他者と慎重に接していくことが重要である．

●引用文献
1) 田尾雅夫：ヒューマン・サービスの組織―医療・保健・福祉における経営管理，初版，119頁，法律文化社，2001

●参考文献
1) ステファン・P・ロビンス：組織行動のマネジメント―［入門から実践へ］，第2版，（髙木晴男監訳），72-80頁，ダイヤモンド社，2003
2) 宗方比佐子ほか：キャリア発達の心理学―仕事・組織・生涯発達，第2版，103頁，川島書店，2003
3) 江幡美智子ほか：病棟婦長のリーダーシップに関する研究（1）―リーダーシップの行動様式とその効果性について．病院管理20（1）：5-16，1983

第3章　病棟マネジメントがうまくいく20のワザ

> **Tips　看護管理者にとって役立つ2つの言葉**
>
> 1. 人間は自分の価値を認めてくれた人には，どんな困難な要求にも応えようとする．重要視されていると感じた時に，人は能力を十分に発揮する．
> 2. "The best place for each is where he stands"（一番よい場所は，今立っているところ．自分が悩みながら現実と格闘している場所）
>
> 　　　　　　　　　　By Henry David Thoreau（ヘンリー・デイビッド・ソロー，米国の作家）
>
> 　筆者は，以前に受講した研修でこれらの言葉を教えていただいた．これらの2つの言葉は，看護管理で学ぶ多くの理論を網羅していると感じる．看護管理者として，筆者の中ではこれらの言葉がベースとなっている．悩んでいる人には，「つらい時を乗り越えてこそ，成長がある」ということを"The best place for each is where he stands"を用いて，熱く伝えている．驚くことに何人もの人たちからも，フィードバックがあった．
> 　「これは使える！」という名言と出会うことも大切なのかな……と思う．みなさんも，使える名言を探してみてはいかがだろう．ビビっとくる言葉ってあるものである．

11 病棟内で情報の提供・活用がうまくいかない時に使えるスキルは？

ワザ すべてのスタッフが同じ力を持っていない時は，看護実践能力に応じ情報提供・活用のしくみを整える

　情報通信技術（ICT）の進歩は，医療現場での情報収集や提供の即時性に影響を与えている．「新人看護職員研修ガイドライン」では患者等に対する適切な情報提供は必要な管理的側面の1つとされている[1]．ここでは病棟内での情報提供・活用について考える．

起こっている問題

　病棟では，患者に看護計画を説明し同意を得ることでケアの質を向上させようとの取り組みを始めた．看護計画を印刷してベッドサイドで受け持ち看護師が説明をしたあとに，要望があれば追加・修正する．しかし，患者退院時アンケートで「専門用語が多くてよくわからない」「お任せしているのでとくに要望はない」などの意見があった．さらに，日中に緊急入院した患者から，「硬めのマットレスにしてほしいと要望したのに対応されなかった」との苦情があった．詳しく聞いてみると，この患者は前回の入院時に臥床による腰痛が出現していたことがわかった．

ケースの背景説明

　看護情報システムの導入に伴い，看護計画の詳細をすべてマスター化して標準看護計画を整備した．受け持ち看護師は基本情報を看護情報システムに入力し必要な看護計画を選択，立案する．個別性が必要な部分はコメントを手入力で追加している．

　看護部はクリニカルラダーシステムを導入しており，レベル1は指導のもとに看護実践ができる段階で受け持ち看護師役割が可能である．レベル2は自らの判断で看護が提供できる段階，レベル3はリーダー看護師として問題解決や問題を予防するために看護が提供できる段階，レベル4は，困難事例の解決ができるスペシャリストの段階である．病棟の人員構成は，レベル1が40％を占めており，この比率はここ数年変わっていない．

　看護計画提示開始に向けて，看護師長は「患者の要望が看護計画に反映できるようにしてほしい」と病棟会で説明したが，実際の導入後，多くのレベル1の看護師は計画内容を一方的に読み上げてくることがほとんどだった．

実践ストーリー

　情報を活用できるようにするには，収集，整理，公開，更新などが確実に行われることが必要である．このケースでは以下のような対応策が考えられる．

実践1：手順を変更する→情報収集内容があ

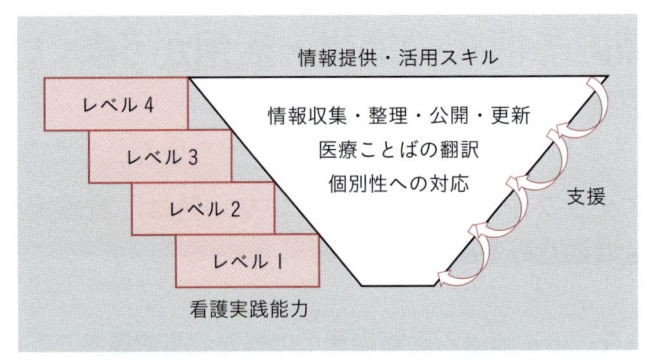

図1 情報提供・活用における看護実践能力に応じた業務の考え方

らかじめ漏れないように業務手順を変更する．
実践2：基準化する→看護計画説明マニュアルを作成し共通の言葉を使って説明する．
実践3：訓練する→模擬患者を用いたロールプレイングを実施し説明スキルを強化する．

　実践1から3は，情報提供を標準化された方法で行うという共通点があるが，患者の個別性に対応するには，これだけでは不足している．また医療者が使用する言葉は患者にとって難解なものが多いため，言い換えには情報の意味をとらえたうえで，相手に伝わりやすい表現に翻訳する能力が必要となってくる．つまり相手の理解度に合わせ適切な言葉を選択できる力や，看護実践に関する一定の能力が備わっていることが前提と思われる．

問題解決の図式化

　図1のとおりである．

かかわり方のスキル

　マニュアルに沿って一定の業務遂行が可能な段階の看護師であれば，一定のフォーマットに沿った情報収集や，マニュアルに沿った情報提供は可能である．この段階では標準的な業務であれば安全にケアを遂行することができる．クリニカルパスが適応されている場合などはこれにあたると思われる．

　病態や治療を理解し，看護情報の解釈・分析の力を有している段階の看護師であれば，患者の個別性に関する情報収集や患者ごとに発生する要望などに対応することが可能である．取得した情報の意味を考えて看護計画に反映することで，その情報は活用されたことになる．今回は，緊急入院した患者に対して，ラダーレベル2以上の看護師が対応していれば，硬いマットレスを要望した意味について解釈し，患者に確認したり，前回カルテを参照するという次の行動をとっていた可能性がある．それぞれの実践能力に応じた業務分担をすることにより，情報の活用や提供が円滑に行われることにつながる．やむをえず新人看護師などが対応した場合は，支援体制をとることも重要である．

　臨床の看護現場で有効な情報活用・提供を図るためには，現場で日常的に発生する「多重課題」「時間切迫」「業務中断」下であっても，安全な選択，行動につながる知識を習得することが必要である．つまり看護師としての臨床実践能力を保有することがもっとも重要であると思われる．

> **Tips** 『パフォーマンス・マネジメント―問題解決のための行動分析』
>
> 『パフォーマンス・マネジメント―問題解決のための行動分析』(島宗　理，米田出版)は，個人や企業，社会が抱える問題を行動分析学にもとづいたコミュニケーションスキルで解決する方法を具体的に解説した入門書である．私たちは，仕事や人間関係がうまくいかない時に，他人や自分の性格，能力，やる気や意識のせいにしがちだが，パフォーマンス・マネジメントでは「行動」を焦点にして，望ましい行動が強化されたり弱化されたりするのが問題だと考える．「個人攻撃の罠」から抜け出すためのhow toを，安全や道徳，組織管理といった具体的な事例で説明してあり，簡単に読める1冊である．著者は行動分析学の第一人者で，専門書も多数執筆している．行動分析の考え方を少しでも理解していると，組織運営を戦略的に行う場合の評価指標を決定するときに役立つ．

●引用文献

1) 厚生労働省：新人看護職員研修ガイドライン，12頁，2011

第3章 病棟マネジメントがうまくいく20のワザ

12 OKがもらえる病棟目標って，どう立てればよい？

ワザ 組織（看護部）目標と部署目標と個人目標が連鎖していること．評価を見据えた目標を設定しよう

　新年度を迎えた4月早々に，看護部から○年度看護部（局）目標というものが提示される．各部署も，新人看護師を迎え何やら慌ただしい時期である．看護部の目標が提示されたら，病棟の看護師長は，「早く病棟目標を立てなきゃ！」と行動にすぐ出る．焦る気持ちもわかるが，適当に去年の目標を見て「これでまあいいか」などと病棟目標を立ててしまってはいないか．これでは，「OK」は，ほぼもらえないであろう．そこで，「OK」がもらえる病棟目標の立て方について考えてみよう．

起こっている問題

　A病棟の看護師長は，看護部の目標が提示されてから，所属の病棟の目標を副看護師長とともに考えた．昨年の病棟目標があまり達成できていなかったため，昨年と同様の目標に加え，1つだけ新たに目標を追加して，A病棟の目標として看護部に提出した．しかし，看護部からはOKがもらえなかった．理由は，評価困難な目標設定であること，看護部の目標が1つも含まれていない，といった内容であった．A病棟の看護師長は，どのように修正すればOKがもらえるのか，目標設定の考え方がわからない状況である．また，副看護師長も看護師長の悩む姿を見て，同様に混乱している．

ケースの背景説明

　A病棟は昨年の病棟目標があまり達成できていない．A病棟の看護師長は，次年度も同様の計画でよいと考え，副看護師長たちに「昨年度の目標が達成できていないから，次年度の目標は同じ目標にしておくね」と伝え，スタッフの意見はとくに聞かず，目標を設定し，看護部へ提出したという経緯である．もちろん，病棟の現状分析はしていない．

実践ストーリー

　この問題を解決するには，まずは，目標管理の基本的作法に則り，立案していくことが重要である．

実践1：部署の現状分析をする．
実践2：看護部（看護局）の目標を確認する．
実践3：病棟の目標を設定する．
実践4：組織目標と部署目標と個人目標の連鎖の確認．

　目標管理のしくみ[1]は図Iのとおりである．図のように，トップダウンの目標設定が適切でないものであれば，部署の目標設定にまで影響をもたらし，ひいては組織全体が機能しなくなる危険性を孕んでいる．つまり，それほど「組織目標」というものは重要なものであることを認識し，十分に吟味しつつ目

12 OKがもらえる病棟目標って，どう立てればよい？

①組織全体の目標を組織の各部署や個々のメンバー向けの特定の目標に置き換える．
②組織の目標が組織の下方へ流れて行くプロセスを工夫して目標のコンセプトを運用する．
➡部署の看護管理者　自部署の目標設定に参加する！
つまり，「トップダウン」だけではなく，「ボトムアップ」にも機能する．

1つのレベルの目標を次のレベルの目標へとつなぐ目標の階層が形成
個々のスタッフも個人目標を設定

目標管理がうまく機能すれば……
各自が自部署の業績にどれだけ貢献するかを特定できる．また，個人がすべての目標を達成すれば，所属部署の目標が達成され，組織全体の目標達成へとつながる．

図1　目標管理のしくみ

標設定を行ってほしい．

問題解決の図式化

図2のとおりである．

かかわり方のスキル

かかわり方について，実践の過程を通して具体的に説明しよう．

●**実践1：部署の現状分析**

目標管理を行ううえで，もっとも重要なことは現状分析である．組織や部署，個人の現状を客観的（他者からの視点）に分析する方法の1つにSWOT分析がある．

SWOT分析を部署単位で行う場合，看護師長と副看護師長の少人数で行ってもよいが，部署スタッフ全員に考えてもらい，分析していくことにより，スタッフが自部署をどのようにとらえているかが見えてくる．そのため，看護師長にとっては，自部署の問題の把握に有効といえる．

現状がどのようなもので，あるべき姿は何なのかを改めて考えてみる．弱みと強み，脅威と機会は表裏一体といわれている．弱みと脅威を強みと機会に移行できるようにすること，つまり，それがギャップである．あるべき姿に少しでも近づけるために何をすべきか，具体的な方策を表すことがポイントである．

●**実践2：看護部（看護局）の目標確認**

部署の目標設定を行うには，看護部（看護局）の目標が決定していなければ立案することはできない．なぜならば，看護部という大きな組織の目標が設定されていて初めて，それを各部署が具体化し，目標達成を目指し取

現状分析
↓
看護部（局）の目標確認
↓
病棟目標設定
↓
組織目標と部署目標と個人目標の連鎖の確認

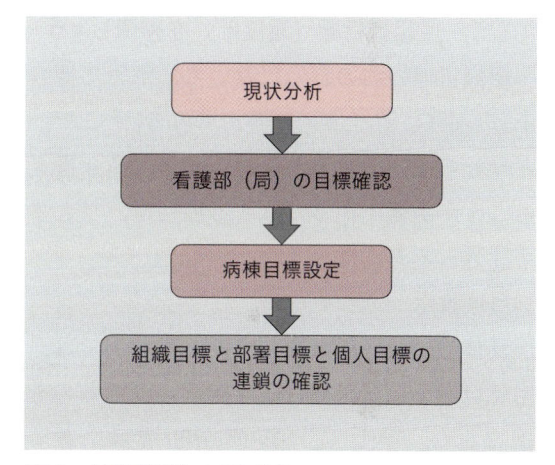

図2　問題解決の図式化

129

第3章 病棟マネジメントがうまくいく20のワザ

表1　目標管理に必要な文法

1. 明確な主語	責任の所在
2. どのようにして	手段・方法
3. 何を	指標
4. どのくらい	水準
5. いつまでに	期日
6. ～する	行動（はっきりわかる動詞を使うこと）

り組んでいくものであるからである．部署目標を立案する時期から逆算して，次年度の組織目標を公表・提示しておくことが必要である．

●実践3：病棟の目標設定

①もう一度組織目標（看護部）を確認しよう

組織目標のおのおのにおいて，部署に掘り下げ，部署に置き換えて考えてみる．そこで，どうしても当てはまらなかったり，置き換えることが困難であったりする項目は，ひとまず除外して考えてみる．

②目標設定

具体的に目標設定をしてみよう．①では，組織目標を部署目標に置き換えられるものを確認した．そして，SWOT分析では，あるべき姿にもっていくまでの方策が上がってきているのでそれを整理しよう．これらを「組織目標から部署目標に置き換えたもの」に加えたら，それが次年度の部署目標というわけである．

項目は何となく挙げることができたが，このあとどうすればよいのかという疑問に対しては，重要なことは，目標管理を行ううえで必要な文法を頭に入れておくことである．目標設定をしたあと，1～6に沿ってチェックしよう（**表1**）．

また，ついつい使ってしまいがちな表現であるが適さない文言を以下に列挙したので参考にしていただきたい．

・適さない文言：努力する・徹底する・目指す・支援する・助言する・明確化する・安定化する・可能な限り・必要に応じて・なるべく・積極的に・迅速に　など．

・改善策例：「〇〇までに何を実現する」「〇〇までに達成する」「〇個以上作成する」「〇％削減する」など，評価ができる指標を明記し，具体的に表現しておくことが大切である．

③部署目標をスタッフに提示しよう

組織目標を部署目標に置き換えた時と同様に，部署目標を個人目標に掘り下げ，置き換えるという流れをスタッフに説明することが大切である．

●実践4：組織目標と部署目標と個人目標との連鎖の確認

組織目標と部署目標と個人目標が連鎖していることが重要である．目標が寸断されているのではなく，必ず連鎖した状態となっているか，絶えず確認しなければならない．そのためには，スタッフおよび組織トップとのコミュニケーションを密にとり，情報共有，すり合わせが必要である．

●引用文献

1) ステファン・P・ロビンス：組織行動のマネジメント―［入門から実践へ］，第2版（髙木晴男監訳），96頁，ダイヤモンド社，2003

●参考文献

1) 五十嵐英憲：［新版］目標管理の本質―個人の充実感と組織の成果を高める，第2版，58頁，ダイヤモンド社，2006
2) ジェームズ・C・コリンズほか：ビジョナリーカンパニー―時代を超える生存の法則，第2版（山岡洋一訳），150頁，日経BP出版センター，2011

Tips 成功した起業家の名言

社運を賭けた大胆な目標として紹介された目標管理に関する名言を紹介する．

「わたしの仕事のなかでもっとも重要な点は，当社で働く才能ある人々の調整を図り，共通の目標を目指すようにしたことである」［ウォルト・エリアス・ディズニー（ウォルト・ディズニー創業者，1954年）］．

ここでも示されているように，やはりトップが何を目標にしているのか，ビジョンは何かということを明確に示すことは，成功のカギではないかと強く感じる．

これで，OKがもらえることは間違いないのではないか……

● 参考文献
1) P・F・ドラッカー：プロフェッショナルの条件―いかに成果をあげ，成長するか，第2版（上田惇生訳），65頁，ダイヤモンド社，2011

第3章　病棟マネジメントがうまくいく20のワザ

13 なかなか解決しない病棟問題，どう取り組む？
①医療事故

> **ワザ** "人"への対応をやり尽くしても解決しない時，"人"以外に目を向けてみる
> ―発生したインシデントの原因構造を再チェックし，確実なものを見つけてみよう

　病棟問題の多くは，人が起こし，その要因も人に由来することが多いだろう．そして，それが繰り返される時も，かかわっているのは人である．したがって，チーム医療で動く現場は人の問題であるから，人とのかかわりで解決しようとするのが第一選択である．

　しかし，繰り返し繰り返し労を尽くしても糸口が見えない時，問題の構造を再度見直して視点を変えることが重要である．実は，シンプルな解決策が見えてくることもある．

起こっている問題

　最近，ある病棟で麻薬のインシデントが目立つようになっている．「うっかりして麻薬注射の空アンプルを捨ててしまった」「レスキュー用の麻薬1包がいつのまにか不足していた」という報告や，研修医が麻薬保管庫のカギをポケットに入れたまま帰宅してしまい，大騒ぎになったこともあった．そんなある日，麻薬内服薬が10包紛失してしまうという事故が起きた．

ケースの背景説明

　A病棟では，麻薬は麻薬保管庫で管理し，保管庫のカギは病棟の看護師長が常に携帯していた．麻薬を使用している患者が多く，使用する時間が集中してしまうことから，カギのまた貸しは日常的であった．また，レスキュー麻薬の使用頻度が高いことも要因で，何度か医師とも打ち合わせをしたが，協力を得られないままだった．

　病棟では，麻薬以外にも，筋弛緩剤，向精神薬や劇物・毒物など複数の薬剤などを管理しなければならず，使用状況の点検も不定期で，薬剤部に麻薬管理について協力を仰ぐも多忙を理由に断わられてしまう．麻薬管理の責任は，看護師長が背負わざるを得ない状況だったのである．さらに病院では「麻薬の管理基準」が作成されていたが，具体的な規範は記載されておらず，麻薬管理は現場の看護師長に任されていた．

実践ストーリー

　さて，この問題を解決するためには，組織として動くことが重要だろう．その手立てとしては，次のような方法が考えられる．
実践1：看護師長だけが背負わず，組織の問題にする→看護部，薬剤部，安全管理室などが主体となり薬剤管理ワーキングを発足し，これまでのわかりにくい基準に代わって麻薬

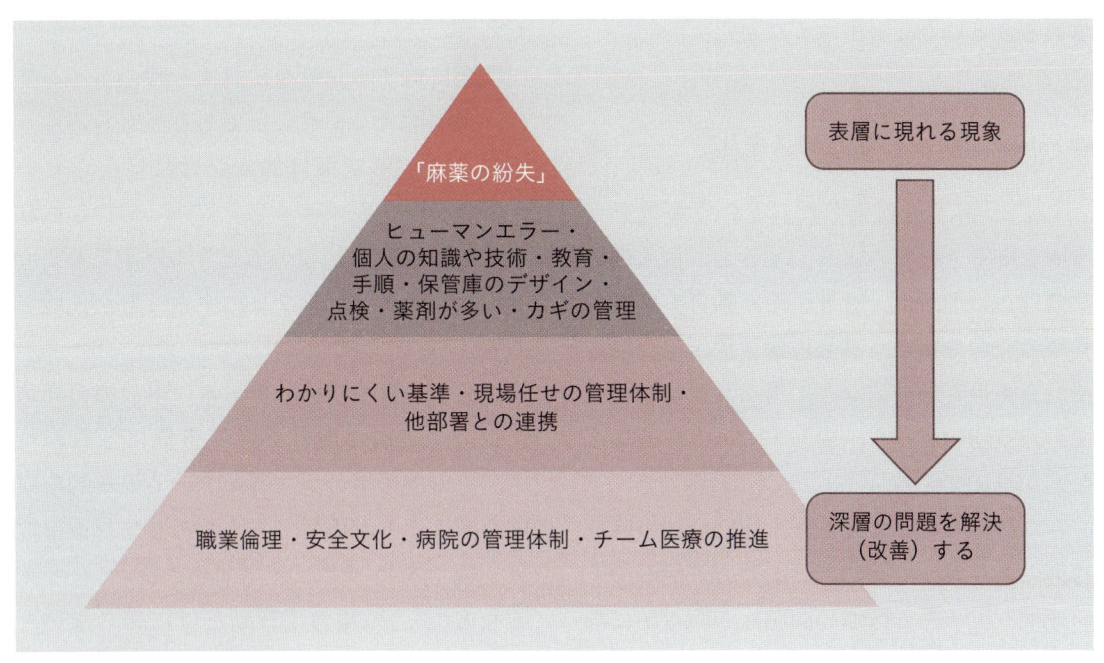

図1　問題解決の図式化

管理の院内手順を作成.
実践2：教育する→麻薬管理について，法的な内容を含めて職員に勉強会を行う．
実践3：システム化する→病棟では，看護師長と薬剤師が定期的に麻薬の点検を実施．
実践4：要因を変える→主治医や緩和ケアチームと相談し，麻薬のタイトレーションを見直す．

　ただし，これらの方法は，必ずしもうまくいくとは限らない．組織のルール，医師との関係性，そして結局，人が行うことなので，エラーはゼロにはならない．
　そこで，起こっている問題を再度見直すことが重要である．そのために，問題解決の図式化が役立つ．

問題解決の図式化（図1）

　ここで見えてきたものは，以下のようなことだった．

　麻薬保管庫のカギのまた貸しは日常的なものとなっており，それをやめることは困難だった．また，看護師長は常にカギを携帯していたとしても，「いつ，誰が，誰の，どの薬剤を使用したか」をすべて記憶しておくことは不可能である．
　エラーを早く発見し対処するためには，エラーとなった行為を速やかに追跡することが大切だが，できていなかったのである．
　つまり，このエラーの問題の多くは「A病棟で看護師長1人がカギを管理している」ことに起因することがわかる．そこで行ったのが以下の実践5だった．
実践5：麻薬保管庫そのものを変える．
　職員が個人ID番号で扉を開けるタイプの麻薬保管庫に変えることで，扉の開閉歴がすべて記録されることになる．「いつ，誰が，誰の，どの薬剤を使用したか」を遡ることができ，個人の責任も明確になり，さらには，レスキュー時にカギを求めて看護師長を探し

求める，ということもなくなった．

かかわり方のスキル

まず，「麻薬を紛失した」という事象をもう少し掘り下げてみよう．すると，個人の麻薬管理への理解度，管理手順，教育，麻薬保管庫の設備や機能，麻薬の保管状況や点検方法，カギの管理方法など，当たり前に行われていた業務の中から，少しずつエラーの落とし穴が見えてくる．

さらに掘り下げてみると，病院全体の麻薬管理のあり方，麻薬処方のあり方，他職種との連携などチーム医療の問題点が明らかになる．これらの問題は病棟の看護師長だけでは解決できないこともあるので，その場合は看護部長や安全管理室などと相談するのがよいだろう．

問題に対する対策を検討する時のポイントは，"複雑にしない"ことである．もちろん，不足している対策は加えなければならないが，"必ずやるべきこと"と"やってもそれほど効果が得られないこと"は分けて考え，業務プロセスをシンプルにすることが大切である．

医療事故は重層構造である．事故の再発防止には，表層に現れている事象にとらわれず，その出来事の下に潜んでいる根本的な原因を探ることが重要である．そして対策は，広い視点を持って，使用する"モノ"を変えるなど"人"の能力や行動だけに頼らない，シンプルで工学的な対策に近づけることで，効果的なエラー防止につながると考える．

13 なかなか解決しない病棟問題，どう取り組む？ ②感染のアウトブレイク

ワザ 感染対応を業務実践から成長機会へと読み替え関心を高める．興味と関心を持たせ，やれる気にさせ，やってよかったと思わせる

　感染対策は目に見える効果が実感しにくいため，スタッフの興味や関心が向けられにくい業務である．しかし，徹底した実践をしないと感染症のアウトブレイクが発生する．管理者とスタッフの感染対策に向ける意識の高さは多くの場合で相違がある．標準予防策として規定される感染防止対策が形骸化したがために，アウトブレイクの危険性が高まってきた時，いかにスタッフの感染対応策への認知を変えさせ，対応の実践に取り込むかが課題である．

起こっている問題

　感染症の発生が増加してきたため，標準予防策の遵守と環境整備の強化を指示して，感染症の発生を抑え，現状の収束に向けての対処を開始した．そこで，感染症患者が増加していることに関して，朝の始業前ミーティングを使い感染予防策を徹底することを連日伝達し続け，また感染症予防を担当する係のスタッフにも対応策が確実に実践されるように協力を依頼した．しかし，また新たな感染症の発生があり，対応が効果を上げていない懸念が感じられる．対処方法を確認するところでは正しい方法が選択されていた．そこで再度，対応を徹底し実践するように投げかけたが，再び新たな感染症の発生が確認された．

ケースの背景説明

　A病棟では，重症患者が多いこともあり，感染症の発生は決して珍しいことではない．そのため感染症患者への対応は常に行われており，特別な対応という認識はない．一般的な感染対応策の実施に関しては，検査結果が確認され次第，現場のスタッフの判断で速やかに開始される体制がある．日頃の対応に対しては，看護師長が病棟をラウンドした際に正しい方法が実施されているかを確認するが，大きな問題はないものの何か1つ対応不足があったり，方法の修正を指導することはたびたびあった．

実践ストーリー

実践1：だいたいできている感染予防策を確実な実施ができるレベルに引き上げるために，個々のスタッフが実践を振り返る機会を設ける．そして，間違いや曖昧なことを修正する機会を作る．

実践2：スタッフが習得した感染予防策を臨床現場で確実に実践してくれるようにする．そのために，個々のスタッフが，実践することの必要性を自分の価値観の中で認知するように働きかける．

　まず，確実性のある対応力の保証をする．そして，その力を発揮する主体（人間である

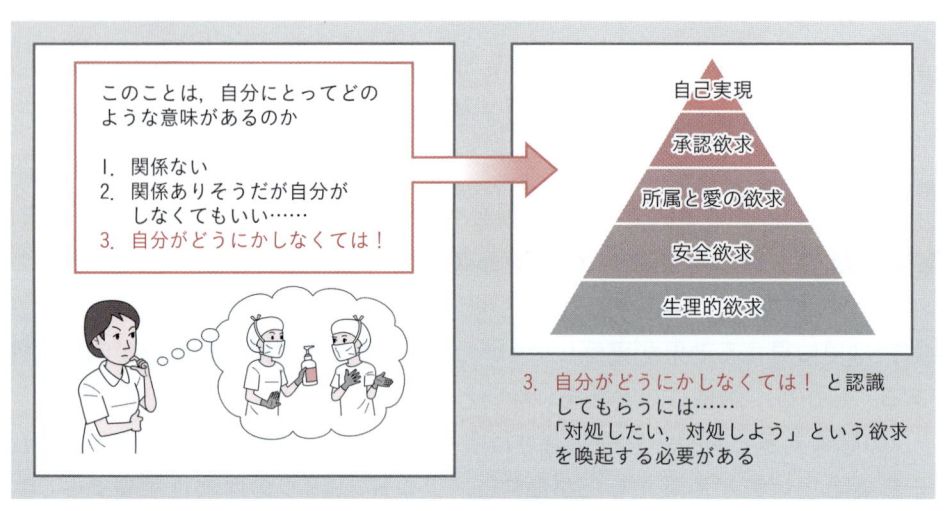

第 3 章　病棟マネジメントがうまくいく 20 のワザ

図1　行動喚起の動機づけとマズローの欲求階層論

スタッフ）の行動を喚起する誘導が必要になる．人間が欲求の充足に向けた行動をとるものであるという立場から考えてみる．

問題解決の図式化（図1）

感染症の予防策を徹底して行うことの指示を確実に遂行することの過程と結果が，自己のニーズを充足することにつながると個々のスタッフが認知した時に初めて行動が喚起される．

かかわり方のスキル

課題解決の方策が，臨床現場で確実に実践されないのは，実施する人であるスタッフが適切な方法が実践できないか，実践する気がないかである．前者は，学習機会を設け，実践力を習得することで解決できる．問題は後者である．

絶対にしてはいけないことを医療者はしない．絶対にしなくてはいけないことは行う．また，するべきことであっても，自分が行うべきと感じなければ行動しない．

そこで，感染防止対策を「自分がすること」と認知させる動機づけとして，感染予防対策の徹底的実践が自分の欲求を充足させることにつながるという考え方に個々のスタッフを誘導していく．

感染防止策の徹底した実践の過程と結果をスタッフの承認欲求とリンクさせるためのかかわり方の例を示す．

①この問題解決がとても大きな意味を持つものであるという価値の共有をする

例：「私は（看護師長は）何をおいても現状の感染症アウトブレイクを収束させることを，何よりも最優先に考えている．必要あれば病棟の閉鎖も考えるつもりがある」と看護師長の本気を伝える必要がある．スタッフを責めるのではなく，看護師長とみんなの課題に背水の陣の思いで対応したいことを伝える．

②この問題解決に向けて，何をするのかを明確に伝える

例：「基準に沿った対応策を漏らすことなくスタッフ全員が確実に行い，感染症の減少を確認してほしい」

③承認欲求とリンクすることを伝える

例:「この対応ができるのは，ここのスタッフ以外にいないし，するべき役割があるのも私たちである．自分たちが確かな仕事をしている証としても，結果を出しましょう」と，自分たち以外にはできないという特別な役割を与えられたことで"承認欲求"を充足し，達成欲求を刺激することでスタッフは行動を起こし完了させてくれる．

> **Tips** **会話を増やす工夫**
>
> 　看護実践は状況によって実践方法が変わり，1つのスキルを習得したからといっても，いつでも，どこでも確実にできるものではない．ここで重要な看護師の状況対応力をいかに育成するかが，看護実践力育成のポイントであると考える．この学習のためには多くの経験が必要になってくるが，経験はおよそ実践年数に比例するものであり，ベテランになるのを待つことになる．
>
> 　とはいえ，他者とのコミュニュケーションを介して，疑似体験ができれば経験学習として習得可能になる．昔のように患者のことや今日1日に起きたことなどを話す機会は減っていて話す時間が減っているともいわれるが，意図的にその機会を創出していくことで，学びの機会となるのであれば，時間外にそれを学ぶ時間を設けなくてよくなる．看護師は元々話が好きな人が多いため，話さざるを得ないように記録の場所を1ヵ所にする，食事は休憩室で携帯を見ずにみんなでするなどの工夫で会話は増やすことができる．

第3章 病棟マネジメントがうまくいく20のワザ

14 面接・面談をうまくこなして満足度を上げるには？

ワザ 面接・面談に備えて，演出をしよう．看護師長はディレクター

　面接・面談の成功へのカギを握っているのは，看護師長である．成功にいたるには，事前の準備がもっとも重要である．とくに，スタッフの日頃の状況や興味をリサーチしておこう．そして，面接・面談はフィードバックの機会として大いに活用する場でもあるため，褒める箇所・注意する箇所・育成に向けたエールをメモしておこう．面接・面談の場所の雰囲気も重要であるため，十分に考慮する必要がある．

　看護師長がさまざまな配慮をしたとしても，スタッフは，やはり看護師長との面接・面談は緊張するもの．では，面接・面談でどのようなことを行っていけば，満足度を上げることができるのであろうか．

起こっている問題

　A病棟はスタッフの人数が多く，看護師長1人では面接・面談ができず，昨年から2年目と3年目の看護師の面接・面談のみ，副看護師長に委譲することにした．ところが，副看護師長に面談を受けた看護師から，「看護師長に面談をしてもらえなかった」という不満が聞かれた．看護師長は，今年度も前述の方法で行う予定をしていたが，このように不満が表出された状況の中では，昨年と同様の方法をとるわけにはいかず，しかし，看護師長が全員の面接・面談を行うことも，時間的に不可能ともいえる状況にある．

ケースの背景説明

　A病棟には副看護師長が2名おり，その2名とも15年以上の看護師経験がある．スタッフからの信頼もともに厚いが，看護師長とのコミュニケーションは多忙のあまり，十分にとれているとは言いがたい状況である．

実践ストーリー

　この問題を解決するには，原則として，看護師長が面接・面談を行ったほうがよいであろう．スタッフと向き合い話す機会は，めったにないため，その機会を十分に活用して，チャンスと受け取ることが大切である．多忙な中でも，「あなたとお話ししたかったのよ」という一言が，スタッフに対して響くものである．面接・面談に対する熱意を伝えることもスタッフとの人間関係構築には欠かせないことである．

　しかし，どうしてもスタッフ全員の面接・面談を行うことが無理な場合もある．その時に，昨年と同様に副看護師長に任せてしまってもよいのか．それは，やむを得ない．その時には，どのような目的で副看護師長にしてもらうのか，ということを明確に伝えておくことが大切である．よって事後報告ではあるが，昨年看護師長による面接・面談が行えな

図1 問題解決の図式化

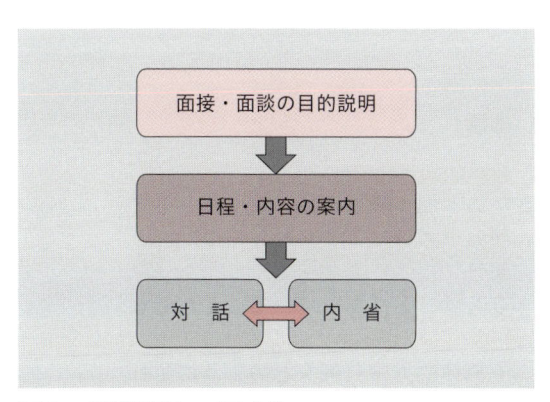

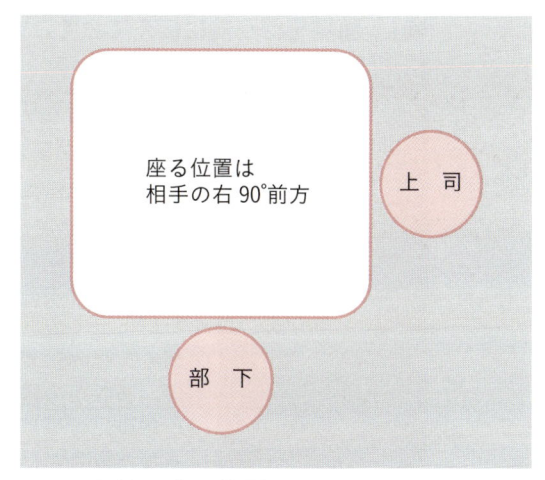

図2 面接の座る位置

かった2年目, 3年目の看護師には, その旨をしっかりと今年の面接・面談にて伝え, 納得してもらうことである. そして, 副看護師長にも, 面接・面談の心構えや留意点などを詳細に伝えておくことが大切である. また, これは権限を委譲することであるため, 報告・連絡・相談をタイムリーに行うことを事前に説明しておくことが重要である. これらをふまえて, 看護師長が2年目・3年目の面接・面談を行ったところ, 不満は解消され, 看護師長ともその後は, 円滑にいくようになった. また, 副看護師長による面談は, 結局5年目以上の看護師5名のみ行った. その際, 副看護師長は, 看護師長から受けた事前の説明を忠実に守り, 面接・面談を滞りなくこなした. 副看護師長による面談・面接を受けたスタッフからは,「よく聞いてもらった」というよい反応が返ってきた. これらの方策を次に示す.

実践1：面接・面談の目的説明（看護師長代理による面接）.
実践2：日程・内容の案内.
実践3：対話（互いに他の実践方法や経験を共有）と内省(過去の実践経験を振り返る)[1].

問題解決の図式化

図1のとおりである.

かかわり方のスキル

1 面接・面談の目的説明
①スタッフが業務を遂行するうえでの環境を把握すること.
②スタッフのモチベーションの度合い.

2 これだけは避けよう
①いきなり面談

スタッフに対して, 思いつきで面談を申しつけることは, 極めて非常識なことである. なぜならば, 受け手側への配慮がまったくないからである. スタッフは何の心構えもしていないし, それどころか, 業務を中断あるいは計画していた業務も遂行できない. これは, 患者への影響も大きい.

②だらだら面談

気がつけば, 2時間近く話し込んでいたということはないであろうか. 時間の延長は, スタッフにとっては, 大きなストレスである. 事前に告げていた時間にはきちんと終わ

表1　面接を行う前に伝えておくこと

面談日時	勤務時間内
面談場所	静かで人の出入りがない部屋
面談に要する時間	約30分以内が望ましい
質問内容	・これだけは伝えておきたいと思う職場の気になる点 ・あなた自身の「強み」部分（大いにアピールしてね） ・あなた自身の「弱み」部分 ・あなた自身のあるべき姿とは（どうなっていることがあなたにとっての理想像か） ・弱みを強みに変えていく具体的方策（何をどのようにすれば，あなたの理想像に近づくか） ・理想像に近づけるための妨げとなっているものは ・あなた自身がいま，少し，やる気になっていることは ・どんな時にモチベーションが上がり，どんな時にモチベーションが下がるか ・今後あなたにとって，必要な知識や経験は

るように心がけることが大切である．

③沈黙面談

面談で呼んでおいて，上手に話を進めていくことができず，挙げ句の果てに沈黙が続いているということはないか．

④機関銃面談

気がつけば，面接を受ける側の話をさえぎり，自分だけが機関銃のようにしゃべっていたということがないようにしよう．面談の途中にでも，相手の話を聞いているか，自分だけが話していないか，振り返ってみよう．

3　面接時の座る位置

対面は，やはり緊張感を増大させてしまう（図2）．上手に理想の位置に誘導しよう．

4　面接時の進め方

面接を行う前に，表1の内容を伝えておく．
①話の導入部分は，過去（半年）を振り返ることから始める．これまでの実践経験を振り返ってもらう．
②半年前に立てた目標を再度確認する．
③半年の軌跡（行動しているか，実践しているか，まだ取り組んでいないか）．
・現在の到達度
・これからの課題（何をどうすれば，理想に近づくことができるか）
・必要な行動
・半年後の成果（イメージ）
自己イメージを膨らませるように対話する．
④看護師長から伝えたいこと．
・褒める箇所（最大限に）
・注意する箇所（やんわりと）
・育成に向けたエール（最大限に）

●引用文献
1) 野田 稔，ジェイフィール：あたたかい組織感情，初版，83頁，ソフトバンククリエイティブ，2009

15 医師との関係性の悪化，何が原因？　どう対応？

ワザ 起こっている現象に目を向けるのではなく，その先にある1つのゴールを共有しよう

　臨床における看護師−医師関係は，患者ケアにも大きく影響する．それぞれの立場を主張するだけでは，協働関係にはならない．悪化の原因となったことに注目するのではなく，あるべき姿に目を向けることで状況を客観視することができる．

起こっている問題

　外科系の病棟で医師との関係が悪化している．看護師が医師に「夕方以降の指示変更や発行をしないでほしい．最近はみんな時間外で困る」「時間外に行う処置は医師だけで行ってほしい」と要請したことについて，医師は「別に今受けなくてもいいのだから指示を出しても問題はない」「手術日は夕方でないと無理だ．少しは協力してほしい」と詰め寄ってきた．そのうえ，となりの病棟では注意されたことがない，と他病棟と比較し「そもそも，この病棟だけがおかしい」と正当性を主張している．副看護師長は，何とか事態を改善しようと医局長と話し合ったが，実は医局長も他の医師と同じ不満を持っていたことがわかり，余計に関係性が悪化してきた．

ケースの背景説明

　病院内のマニュアルでは指示発行は15時まで，それ以降の指示は緊急のみに限り，その場合はリーダー看護師に指示発行と理由を伝えることに決められている．今年度は手術件数やベッド稼働率の増加実績はないが，15時以降に発行されたオーダ件数は昨年度の1.3倍量であった．昨年に病院情報システム（HIS）を導入した後は，病棟以外の場所から指示を発行する医師が増えている．

　医師は人員削減の影響で病棟に来る時間が少なくなった．これを危惧して年度初めに医長と看護師長の間で体制について話し合ったが，病棟全体や医局を交えて対策を検討する機会は持たなかった．

　指示受けは，日中ではチームごとにリーダーが行い，夜勤ではリーダー1人が行う．手術日である月曜日，木曜日には遅出勤務者1名を配置している．看護師は毎日チームごとに患者カンファレンスを行い，医師などを交えた他職種カンファレンスは月に1〜2回程度実施している．

実践ストーリー

　今回は，以前に比べて医師の数が減少した影響で，業務が煩雑化し対話の機会が減少している．加えてHIS導入でコミュニケーション方法が変化しているにもかかわらず，仕事のしかたの点検がしきれていないようである．そこで，このケースでは下記のような実

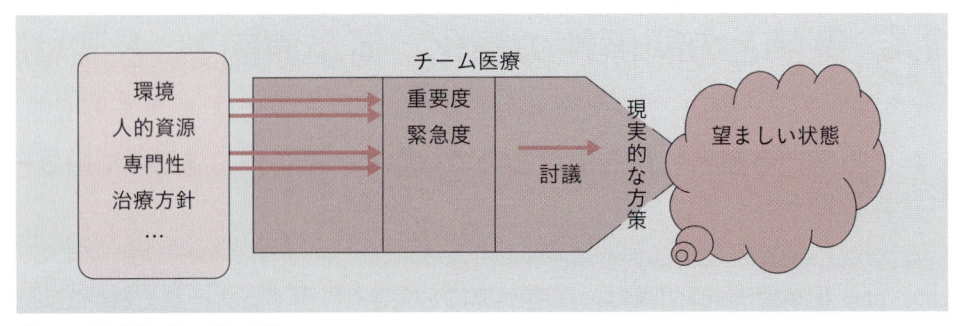

図1 問題解決の図式化

践方法が提案できる．
実践1：勤務体制を変える→時間外の処置に対応するため遅出勤務をさらに追加する．
実践2：コミュニケーションを強化する→治療方針の共有を図ることを目的に医師，看護師を交えたカンファレンスを実施する．
実践3：医療安全管理を強化する→院内で指示受け指示出しのルールを遵守するようにワークショップを行う．

問題解決の図式化

　指示発行の時間や時間外処置への対応など，起こっている現象のみに目を向けてしまうと，患者を中心とした医療から離れてしまう．そこで，このケースをチーム医療という視点から考えると，「患者にとって望ましい状態」が目標となり，すっきりする（図1）．
　目標を共有したうえで，現在の限られた資源の中で可能にするための方策を話し合おう．たとえば望ましい状態が「患者が安全に適切なタイミングで必要なケアを受けることができる」とすると，術後処置の安全性や適時性は保証されなければならない．また，緊急性の高い指示は安全に遂行されるよう手配され，そうでない場合と区別することで，医療の有効性が確保される．原点は患者を中心とした視点であり，緊急度，重要度などで優先順位を検討しながら，現実的な対策についてチーム間で合意をすることが重要である．

かかわり方のスキル

　問題が起こった背景を分析してみると，話し合う機会が減少している状況であった．医師，看護師の相互理解を促進するために対話や討議の機会を増やすことが必要である．医長と看護師長が話し合いをしたようだが，管理者のみでなく現場のスタッフを巻き込んで問題の洗い出しと共有を行うとよい．15分，30分でも時間をとって話し合いができるように勤務調整をすることも重要である．日勤時間内に医師が忙しいようなら，時差勤務者を配置して朝や時間外に設定するなどの柔軟な対応も必要である．
　医師や看護師は，それぞれが専門職業人として多様な価値観を持っている．チーム医療の促進には，違う立場の専門家が話し合いや価値観を交流する過程も影響する．トップダウンで命じるのみでなく話し合いの過程を大切にしよう．現場のスタッフ自らが決定する過程こそが，その後に生じる問題へのそれぞれの対処行動に影響する．

16 ミーティングやカンファレンスが機能しないのはなぜ？ どうすればうまくいく？

ワザ "出席するだけ"から，真に実のある会議に変えてみる
—会議の目的を明らかにして，量（人数・時間）に頼らない運営をしよう

　病棟では毎日さまざまな会議が行われている．皆さんの病棟では，週に何回，どのような人たちが会議（カンファレンス）に参加しているだろうか．また，それらの会議は本来出すべき成果（アウトカム）を出しているだろうか．

起こっている問題

　A病棟では，毎日なんらかのテーマで会議が行われている．それにもかかわらず，ヒヤリハット事例は減らない，退院調整は進まない，看護計画がタイムリーに変更されないなど，思ったような効果が現れていなかった．そんな折，チームリーダーから，「チームリーダーは毎日の会議に追われていて，他の業務が滞っています．メンバーもなかなか集まらないし，何とかならないでしょうか」と相談を受けた．

ケースの背景説明

　A病棟では，毎日の会議にチームメンバー全員が参加することになっていた．会議は13時から14時までの1時間となっていたが，会議の間も医師の指示を受けていたり，検査や手術の準備，ナースコールの対応などでメンバーが1人，2人と減り，集中して会議ができなかった．

　患者のカンファレンスも治療経過を追うだけで，新たな計画が展開されていないこともあった．新人看護師の担当する患者のカンファレンスでは，丁寧に指導しようとすると長時間になってしまい，予定した患者の検討ができないこともしばしばであった．チームリーダーは，「今日もメンバーが集まらなかった．それに，何も決まらないまま会議が終わってしまった」ことに悩みながら，日々の会議をただ"こなして"いた．

実践ストーリー

　そこで，副看護師長やチームリーダーと一緒に，部署の会議を目的別に整理した．漫然と行っていた患者全員の看護計画についてのカンファレンスはやめて，必要な患者を選択し，タイムリーに計画修正を行うことにした．会議の時間はもっとも繁忙な時間帯を避け，30分で終了することにした．また，会議の運営にあたって，その目的，課題，計画，実施時期，担当者などを明確にするためにフォーマットを作成した．

　新人看護師の教育・指導はカンファレンスとは別の時間を設けて指導担当者が行うことにした．退院調整は，意思決定が必要となるため，主治医，副看護師長，リーダーと担当

表1　会議の種類とメンバー構成

会議の目的	種類	参加メンバー
情報収集・分析・共有化	・リスクカンファレンス ・デブリーフィング	全員
問題解決	・退院調整 ・リスクカンファレンス	主治医・副看護師長・リーダー・担当看護師など
意識統一	・開始時のミーティング ・ブリーフィング	全員
人材育成・教育	・看護計画修正	新人看護師・指導担当者

会議の目的 → メンバーの選択 → 開催時間 → 資料準備 → 実施

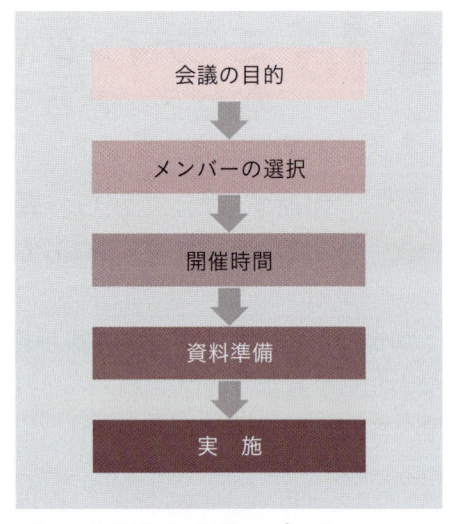

図1　効果的な会議のプロセス

看護師で行い，主治医が必ず参加できる時間帯に設定した．また，リスクカンファレンスは，スタッフ全員がインシデントを共有し，疑似体験することで予防につなげることが目的であるため，日勤勤務終了後の15分間で開催することとした．

このように，会議の目的とゴールが明らかになったことで，参加者の主体性が向上し，短時間かつ最小の参加者メンバーで効果的な会議になったのである．

問題解決の図式化

表1，図1のとおりである．

かかわり方のスキル

ここで必要なのは，まず，"会議の目的は何か"を明確にすることである．会議の目的は大きく次の4つに分けられるが，部署で行われる会議は，それぞれどの項目にあてはまるだろうか．

①情報の収集・分析・共有
②問題解決の意思決定
③方向性を確認し意識統一を図る
④人材育成・教育

会議の目的を明確にしておくことで，どのような準備が必要か自ずと決まってくる．

次に，参加メンバーと会議の準備であるが，大切なのは，メンバー全員が出席することではなく，本当に必要なメンバーをそろえることである．そして，会議の開催時間はできるだけ短く，場合によっては別の時間帯に変えるほうが集中できるかもしれない．

また，必要な情報や資料など，十分に準備をすることが重要である．もし，何も準備しなくても終わる会議は，そもそも開催する必要がなかったといえるかもしれない．

"充実した会議"とは，多人数で長い時間をかけることではない．患者のケアが向上する，看護業務が改善したなどの成果があって初めて，その価値が見出されるものである．メンバーの1人ひとりが"この会議は参加する価値がある"と感じられるしくみを構築することがもっとも重要である．

17 スタッフの研修・会議・看護研究が増えているが，業務内にどう組み込む？

ワザ 忙しい業務を見直し，自己完結の業務から補完のしくみを作ろう

病院経営の合理化や医療事故への社会の厳しい目，医療技術の高度化……そんな現状が看護師の働く現場をより忙しくし，負担と緊張をより強いるようになってきている．業務が忙しすぎて会議に出席しにくい状況があり，問題提起し仕事の効率化を進め無駄や無理を改善しなければならない．そして会議や研修に出席するスタッフが安心して参加できるよう業務を補完し合うしくみを整え，とくに看護研究は環境と時間を保証するしくみが必要である．

起こっている問題

患者の重症化や緊急入院などがあると，どうしても他のスタッフに頼んで出席しにくい状況がある．病棟の勤務だけでも十分忙しいのに「会議や研修に参加できません」と報告してくることがある．患者のケアが遂行できないのでは困るので，許可せざるを得ないが，予定されている会議や研修に参加できないのでは，院内の活動や看護部全体の活動が低下することになる．そして看護研究への取り組みとなると，敬遠され，なかなか受け手がないのが実情である．

ケースの背景説明

会議や研修に出席しやすいように，メンバー調整や業務調整を行い，チームでフォローしている．病棟は7対1看護で看護師の数は多くなったが，経験の浅いスタッフも多いうえ，1人ひとりの業務状況がつかめないことや，1人で何人も受け持ちをしているうえに，業務を委譲し患者のことを途中から依頼して会議に出席することはできないと感じてしまう．また，会議や研修に出席した後，また記録や残務に追われてしまうような状況がある．研究となると，自分の時間を使い取り組んでいるのが現状である．

実践ストーリー

業務に追われて会議や研修に参加できない状況や，よい看護提供はできているのかをふまえ，業務面での現状，人員面での問題，勤務体制の現状と問題点を明確にして改善に取り組まなければならない．

ある外科病棟看護師長と副看護師長による変革の例を示す．この部署は，消化管外科で手術が多く，入退院も多く非常に忙しい病棟である．看護師長は2交替制勤務とペアで業務する看護提供に変革したいと固定チームナーシング方式で看護ケアを提供していたが，毎日，業務の多忙さとインシデントの発生のたびに，業務改善を考え，患者へのケア

第3章 病棟マネジメントがうまくいく20のワザ

> **定義**
> 看護師が質の高い看護を，ともに提供することを目的に，良きパートナーとして，対等な立場で，互いの特性を活かし，相互に補完し協力し合って，その成果と責任を，共有する看護体制．

図1 パートナーシップ・ナーシング・システムの定義

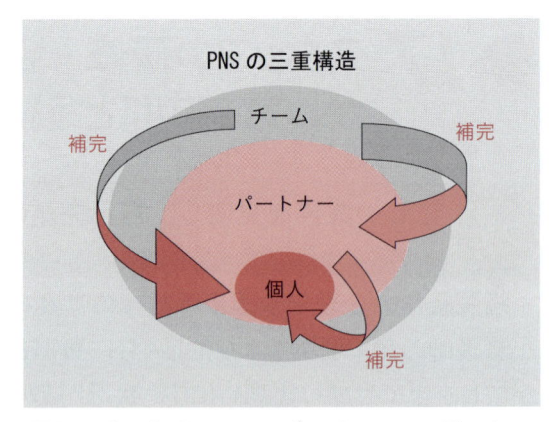

図2 パートナーシップ・ナーシング・システムの概念図
（橘 幸子，上山香代子：福井大学医学部附属病院看護部資料）

方法を模索していた．看護提供方式としてパートナーシップ・ナーシング・システム（PNS）を導入した福井大学医学部附属病院の取り組みを知り，研修に出かけ導入を決意した．副看護師長やスタッフにビジョンを伝え，協力を得て導入にいたった．導入時には反対意見もあったが，看護師長，副看護師長の強い信念で突き進むことができた．業務効率が良くなり，スタッフの業務に対する安心感が何より良い．受け持ちのパートナーと業務を調整し，安心して任せて休憩や会議に出かけられるようである．

看護研究への取り組みは，現在，大学の看護科学コース教員と看護部の人事交流により，今後，研究活動が円滑に進み，研究の数を増やせるような環境を整えることに取り組んでいる．

問題解決の図式化

新しい看護提供方式の導入を進めるにあたり，看護師長は問題と向き合い，看護の質改善を目指し取り組みを始めた．受け持ち患者の1人完結の業務を見直し，2人受け持ちを基本にして看護を提供する．パートナーシップ・ナーシング・システムの定義と概念図を図1，図2に示す．改革のビジョンを描き，目標を設定し，具体的な改善ができた事例である．

かかわり方のスキル

戦略を持って業務を変革することは大変な苦労を伴う．必ず反対するスタッフもいるものである．反論にもしっかりと向き合い，聞くことが大事である．看護管理者が自身の役割遂行，責任を果たすためにスタッフと一緒にがんばる気持ちで，現場のスタッフをよく見て確認をする．とくに患者の反応をラウンドすることは必須である．現場を変えてくれるスタッフと信頼関係を築き，変革のための支援をすることが大切である．スタッフの成長を信じ，役割を与える場合も，教育的視点で任命する．スタッフにはきちんと仕事をしてもらうしかなく，そのためには，管理者の思いを伝えることが非常に大事である．

看護管理者の役割は，まずは，良質なケアを提供することをきちんと管理することである．そして働くスタッフに厳しくもやりがいのある，看護という仕事を通しての成長を促すことは，まさに人材育成といえる．

●参考文献

1) 加藤和子：看護管理過程．基礎看護学　看護管理，第1版，メディカ出版，2008
2) 岡部恵子：心配りの看護管理，第1版，日総研，2000
3) 伊藤美緒：みんなで支える臨床看護研究．看護管理 21（9）：769-772, 2011
4) 川口雅裕：会議の設計と進め方．Nursing Business 6（4），2012
5) 松月みどりほか：看護師長のための実践的マネジメント論．看護管理22（1），2012
6) 橘　幸子，上山香代子：福井大学医学部附属病院看護部　資料

Tips
日本人のスペシャリスト32人が語る「やり直し，繰り返し」

『仕事の話』（木村俊介著，文藝春秋，2011）は，活躍する日本人スペシャリスト，陶芸家，心臓外科医，脳研究者，ハイパーレスキュー隊員，看護師など32人のインタビューをまとめた本である．年齢も，そして人柄もさまざまだが，彼らは自分に誇りを持って働き，仕事を通じて極めた達人である．試行錯誤の連続，こだわりと妥協の狭間で感性を成熟させている．

マニュアル化や効率化が求められ，結果が急がれる今を生きる私たちに，じっくり取り組むことも大事であることを教えてくれる．一生懸命誇りを持って職を全うする姿に感動する．

18 チーム医療としての専門職の介入にどう身構える？

ワザ チーム医療のキーパーソンである看護師が，多職種を巻き込んで患者中心の看護を提供しチーム医療の成果につなげよう

　チーム医療とは，多様な医療スタッフが，おのおのの高い専門性を前提に，目的と情報を有し，業務を分担しつつ互いに連携・補完し合い，患者の状況に的確に対応した医療を提供することと理解されている．平成24年度診療報酬改定では，多職種からなるチーム医療がさらに評価されている．今だからこそ，患者の一番身近にいる看護師が中心となり，患者の医療・生活の質向上のために，多職種と連携したチーム医療を推進し成果につなげなければならない．

起こっている問題

　医療の高度化・複雑化に伴う業務の増大や高齢者の増加などにより，医療現場の忙しさは恒常的となっており，効率的な治療やケアにさらに拍車がかかっている．多職種と協働してチーム一丸となって質の高い医療を提供したいと考え，さまざまな現場でチーム医療の実践が始まっている．しかし忙しい医師たちとなかなかカンファレンスもままならず，コミュニケーション不足からインシデントにつながるケースや，部門の垣根なく柔軟に対応できれば治療効果も上がるというケースでも，うまくことが運ばないことがある．

ケースの背景説明

　チーム医療を推進する目的は「専門職種の積極的な活用，多職種間協働を図ることなどにより医療の質を高めるとともに，効率的な医療サービスを提供すること」とされている．

　チーム医療が医療現場での実践や実績をもとに制度に働きかけた結果，チーム医療への評価が示され，診療報酬改定での加算算定となった．どの病院でも，要件などを満たしているかということをふまえ，加算を意識してどんなチームを作り，どんな介入をしていくべきかが検討されている．

実践ストーリー

　臓器移植医療の現場では，移植コーディネーターや麻酔科・手術部チーム，理学療法士，感染管理チーム，薬剤師，栄養サポートチーム，リエゾンチーム，安全管理チームなど，実に多くの職種のかかわりによって患者の治療が進められている．それぞれの専門職は常に新しい知識と技術を備えて，患者にかかわり最良のケアを提供し責任を果たす．

　現在，腎臓内科医師より慢性腎不全の医療連携システムを構築したいと申し出があり，取り組みを始めたところである．情報の共有を十分行い，目的・効果・職種・役割・業務内容・運営方法などを明確にし，業務を標準

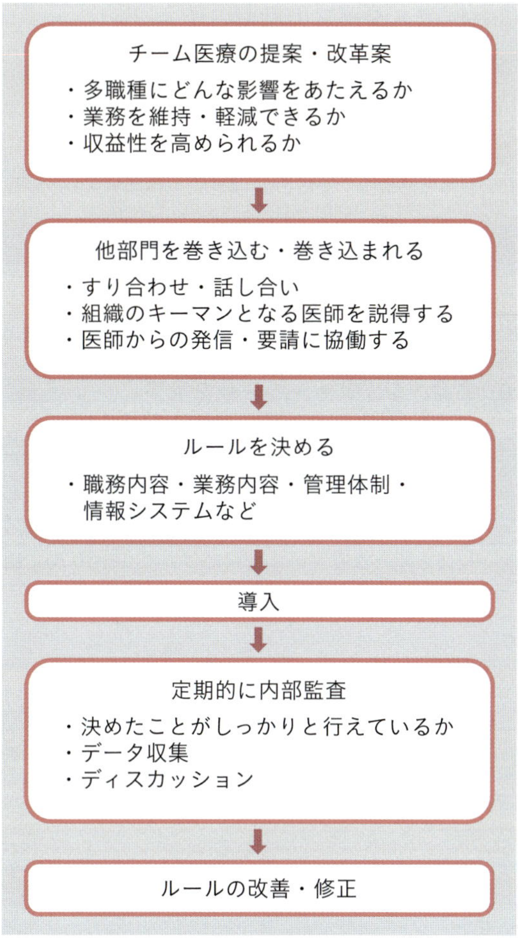

図1 成功する導入のプロセス

```
┌─────────────────────────┐
│  チーム医療の提案・改革案      │
│ ・多職種にどんな影響をあたえるか │
│ ・業務を維持・軽減できるか     │
│ ・収益性を高められるか        │
└─────────────────────────┘
            ↓
┌─────────────────────────┐
│  他部門を巻き込む・巻き込まれる  │
│ ・すり合わせ・話し合い        │
│ ・組織のキーマンとなる医師を説得する │
│ ・医師からの発信・要請に協働する │
└─────────────────────────┘
            ↓
┌─────────────────────────┐
│  ルールを決める              │
│ ・職務内容・業務内容・管理体制・ │
│   情報システムなど           │
└─────────────────────────┘
            ↓
         導入
            ↓
┌─────────────────────────┐
│  定期的に内部監査            │
│ ・決めたことがしっかりと行えているか │
│ ・データ収集                │
│ ・ディスカッション            │
└─────────────────────────┘
            ↓
      ルールの改善・修正
```

図1 成功する導入のプロセス

表1 平成24年度診療報酬改定で加算が認められたチーム医療

＜新設＞
　病棟薬剤業務実施加算
　精神科リエゾンチーム加算
　外来緩和ケア管理料
　外来放射線照射診療料
　糖尿病透析予防指導管理料
　臓器移植後患者指導管理料
　造血幹細胞移植後患者指導管理料
　新生児特定集中治療室退院調整加算
　患者サポート体制充実加算
＜見直し＞
　栄養管理実施加算・褥瘡患者管理加算
　医療安全対策加算・感染防止対策加算
　栄養サポートチーム加算

化することを目標にしている．お互い名前も顔もなじみのないスタッフ同士がいかにコミュニケーションよく他の職種を受け入れて協働し，効果的な介入をするかは，その後の治療経過にも影響するといえる．

問題解決の図式化

　安全で質の高いチーム医療を実現するには，医師・看護師・薬剤師・管理栄養士・理学療法士・医療ソーシャルワーカー……事務や外注業者にいたるまでを巻き込んだ協働の構造がなければならない．共通の目的に向かって，メンバーそれぞれが役割を持ち，お互いに協力する集団でなければならない（目的，役割，協力はチームの3要素である）．看護管理者は現場の解決力を引き出し，どうマネジメントするかがポイントとなる．問題解決思考の原理に則り，提案し計画し実施，評価，修正のプロセスを回していくことが重要である（図1）．

　1人の患者が入院して治療を受けるにあたり，いろいろな職種がかかわっていることは当然である．縁の下の力持ちを患者の前に登場させ，専門性を提供することから始まる．どういう医療を提供するかを常に念頭に置き，患者へのアプローチを考えなければならない．とりわけ，医師，看護師は患者のそばにいて患者のニーズをいちばん理解している．関係する専門スタッフをチームに入れ，介入を求めることこそがチーム医療といえる．

かかわり方のスキル

　多職種を受け入れ病棟でうまくやっていく秘訣は，なんといっても多職種をうまく巻き

込むことである．看護師は，あらゆる医療現場で，診療・治療に関連する業務から患者の療養生活の支援まで幅広い業務を担い得るため「チーム医療のキーパーソン」として医療現場からの期待が大きいといえる（**表1**）．チーム医療の推進，医療機関の役割分担の推進は今後ますます必要とされ，医療と介護も含めた方向での連携努力をしていくことが不可欠である．

●チーム医療の効果
①疾病の早期発見・回復の促進・重症化予防など医療・生活の質の向上
②効率性の向上による医療従事者の負担軽減
③標準化・組織化を通じた医療安全の向上

●チーム医療を推進するために
①医療スタッフの専門性の向上
②各医療スタッフの役割の拡大
③医療スタッフ間の連携・補完の推進

●参考文献
1) 日本看護協会：平成24年度社会保険診療報酬改定説明会
2) 細田満和子：チーム医療の理念と現実，第1版，日本看護協会出版，2009
3) 細田道子：チームマネジメントの知識とスキル，第1版，医学書院，2011
4) 福井トシ子：チーム医療を成果につなげる．Nursing Business 1 (12)，2007
5) 大久保清子：これからのチーム医療と看護．看護64 (4)，2011
6) 野村陽子，厚生労働省医政局看護課：チーム医療の推進と新たな看護師の役割について（2010.8）．第14回日本看護管理学会年次大会資料

19 専門職のスタッフをどうマネジメントする?

ワザ 個々の専門職スタッフが，依頼された役割遂行を"組織に役立っている"と実感できるように誘導する――自分の活動条件を納得させるサポート

　良質な医療を提供するために専門領域に熟練したスタッフを活用したいと組織は考える．専門職スタッフは，自らの専門的能力を発揮したい，さらに自分が考える専門領域におけるもっとも意味があると思う実践をしたいと考える．両者の思いは一致しているようであるが，必ずしも双方にWin-Winの関係にならない場合がある．とくに，特定の専門領域に複数人の専門職スタッフがいる場合には，その傾向はより強くなる場合がある．スタッフは自己達成欲求に向かって能力を発揮する傾向にあることから，自分の思いが実行に移せないことでモチベーションを低下させてしまう可能性がある．

　そこで，組織の要求と専門職スタッフの実践力を有効に結びつけ，その結果良質な医療が実現され，専門職スタッフのモチベーションが維持・向上するようにコーディネーションする必要がある．

起こっている問題

　認定看護師や専門看護師のみならず，専門的な実践力を習得したスタッフが増加している．個々の能力はもちろん有用であり，今後もこのような高い能力を持つ看護師が多く育成されることが望まれている一方で，同じ実践領域に複数名の専門職スタッフが存在する場合，専門特化した実践を誰が行うのか．また，専門職スタッフが自らの考えにより，領域全般に自分を強化していきたいという欲求を持っている場合，役割分担という方法がモチベーションの低下につながるケースが発生するという問題がある．

ケースの背景説明

　A病院では，感染管理認定看護師が2名いるが，専従として感染対策チームに所属できるのが1名という院内規定がある．感染対策チームでは院内全体のマネジメントを行っている．感染対策チーム以外にも看護部内委員会に感染防止委員会があり，各部署の感染防止リンクナースが集まり活動をしており，感染管理認定看護師もこの委員会にはともに所属している．リンクナースは病棟所属看護師であり，感染防止活動は日常の看護業務とともに実践されている．感染管理認定看護師の多くは，専従者として，その専門業務を中心として活動しているという情報がある．

実践ストーリー

実践1：組織における当該専門領域（感染管理）の役割期待を共有する．
実践2：役割期待の具体的な業務を洗い出す．
実践3：専門職スタッフ個々の個人特性や専

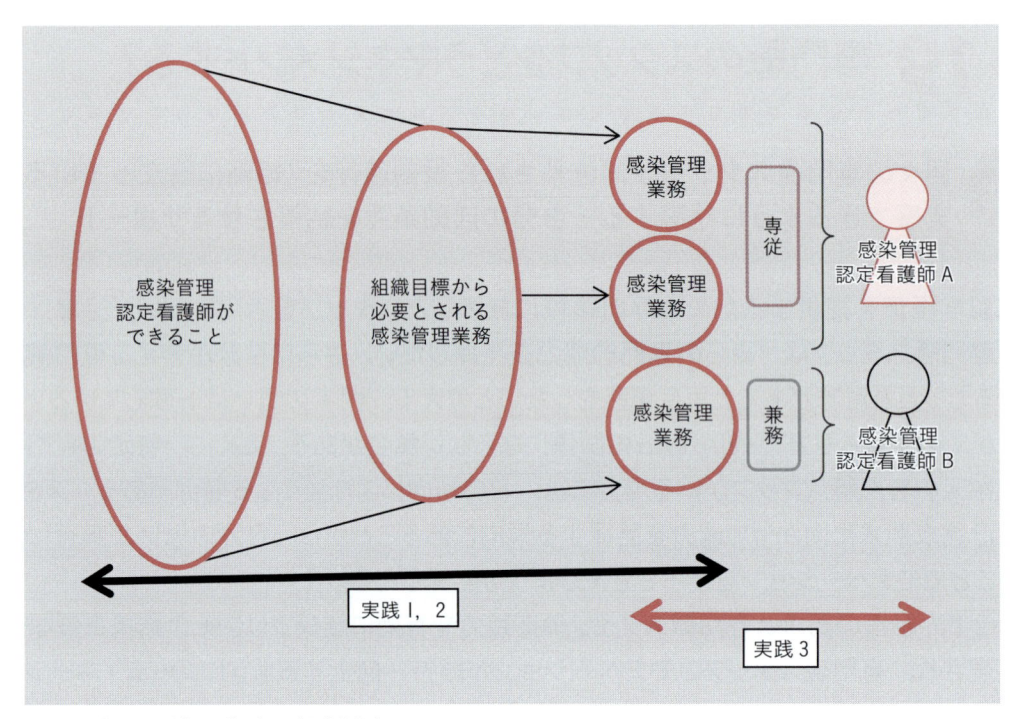

図1 専門領域の業務と役割分担

門領域のなかでも，とくに興味・関心・実践力の高い部分を考慮して期待役割をカバーするように業務委譲をする．

専門職スタッフは志が高い分，一般的に必要とされる関連領域の課題にすべて自分自身が対応するといった構造をイメージしがちである．施設内の専門職者は，組織が目指す医療の提供を実現させるために持ち得るスキルを活用する者であることや，行いたいことと行うべきことがイコールではないことを理解してもらう必要がある．さらに，専門職者の高いモチベーションを維持するようにかかわる．

問題解決の図式化（図1）

実践1と2で専門職に組織が期待する役割を明確にし，専門能力をマネジメントする．往々にして，専門職者のできる範囲より，組織が期待する役割範囲のほうが限局される．専門職者がやりたいことをすることが，必ずしも効果的に組織目標に寄与するわけではないことに留意する．

実践3で個々の専門職者の実践力や特性，興味，関心などの情報から役割を分担する．期待役割としての結果が出せることと，専門職者のモチベーションを維持することに視点を置く．モチベーションは，「役割期待の度合」×「達成可能性」の構造を持つ．「期待役割の度合」は組織目標から考えられるその役割期待と，それを実践する当該者に向けられた本人が感じる役割の期待感である．「達成可能性」は個々の実践力や特性によって決まるが，管理者が考えるほど本人は自信がなく達成イメージが持てなかったり，反対に平易すぎると感じ，意欲低下を招くことがある．専門職者が行うべき実践内容をどのように感じているかを把握し，モチベーションの

維持，向上を目指す認知へのかかわりが必要である．

◆ かかわり方のスキル ◆

医療スタッフは専門職スタッフを含めて，良質な医療を提供することを一義的な目的とすることを基軸に置いてかかわる．専門職スタッフの能力を向上させることも重要であるが，スタッフが行いたいと思うことを思うままに実践していても組織の目標は達成されない．個々の専門職スタッフが，"専門領域"として実践結果が組織にどのように寄与できるかという思考を持って実践できるように誘導する．このような考えのもとに実践できるスタッフは，役割が分担されても自らの実践に価値を見出せることになり，モチベーションを低下させることから回避できる．この過程の中では，時に方向性を見失うことがあるかもしれない．適時，実践内容に対して目標に照らしたフィードバックを与えることで，課題への達成感や組織への寄与の実感，さらには自己実現に向けた目標モチベーション喚起ができる．専門職は一般的な専門実践をする者ではなく，組織に必要な専門領域内実践を抽出，選択し実践できる者であることを共有していくことが必要である．

同一専門領域に同じ資格者がいる場合には，そのスタッフ間のパワーバランスを考慮する．専門領域に直接的に影響する専任か否かの相違とともに，スタッフの臨床経験年数と専門資格取得後の年数や職場の職位なども，専門職スタッフの活動に影響を及ぼす可能性がある．先輩(先に資格取得している者)には意見しにくいという感情や，自らの活動の質を評価されることへの不安がある．一方で，後輩（後から資格取得した者）へは，自らが切り開いてきた活動内容は自分の成果であり，共有したくないという思いが働く場合がある．さらに，職位の存在は組織への発言力の差を生じ，専門職者としての実践結果を出すうえでの実践条件に不公平感を抱かせる可能性がある．

このような専門職者間の内部にあるパワーバランスは外部からは把握しにくいため，個々の専門職者の面談を通して本音を聞き出し，不満・不安を受け止め疑問を解決する情報を与えつつ，活動の目的を組織の医療の質を高めることに向かうようにリフレクションを促すサポートが必要である．専門職スタッフは，自らが納得しないうちは力を出し切れないが，いったん自己の納得ができたのちには，期待以上の結果を出すことがある．

第3章　病棟マネジメントがうまくいく20のワザ

20 ベッドコントロール交渉がストレスにならないよう行う方法は？

ワザ 失敗を恐れず，看護の視点で積極的に提案して，双方が納得して妥結することを習慣化する

　病床を有効に利用し，病床稼働率を向上させることは，病院の役割や経営上きわめて重要である．スタッフに入院をスムーズに受け入れてもらうよう，ベッドコントロールをしてくれる看護師長は，病院経営にとっても大きな存在である．ただ空床があれば埋めるのではなく，いい療養環境で治療，ケアを提供するという視点が大切であり，ベッドコントロールには，看護師の行うマネジメントや交渉が欠かせない．管理者は組織全体の多様な情報を共有し，院内を見渡した調整で患者の迅速な受け入れシステムを構築するのはもちろんだが，コミュニケーション力や交渉力を磨くことも管理者のスキルといえる．

起こっている問題

　病床稼働率が上昇し，病床が満床であることもしばしばみられている．そんな時に緊急入院の依頼があると，速やかに病床を確保するために，ベッドコントロール担当看護師長が調整を行っている．病棟に1床でも空きがあると病院のベッドとして受け入れてもらうという規定である．しかし，ベッドコントロール担当看護師長からの連絡は病棟の看護師長みんなが苦痛に思うようである．いつでも快く受け入れてくれる部署と，できるだけ受けたくないと感じさせる部署とがあり，部署の看護師長によっては交渉しにくいと感じてしまうようで，どうしても受けてくれる部署にお願いすることになり，入院を依頼する病棟に偏りが生じている．

ケースの背景説明

　各部署の稼働状況や，空床状況，入退院，転出・転入情報，看護必要度などのデータを可視化し，空床管理の優先順位を決定するしくみはできており，すぐに入院ベッド確保の交渉が成立する場合はよいが，空床があっても他の診療科を受け入れるには時間を要し，難渋することもある．以下はそれぞれよく遭遇する3つの反応パターンである．
①多忙で自分の部署や部下を守ろうとするあまりに主張が強くなり，柔軟な対応ができない（怒りの反応）．
②もめることを避けるために，何も言えずに受け入れてしまう（断われない）．
③うまく段取りを整え，受け入れる（関係を構築）．

　しかしながら，看護管理者がこのような決定や交渉能力習得の訓練やノウハウを学ぶ機会は少なく，看護師長になってからの経験に任せられている．

20 ベッドコントロール交渉がストレスにならないよう行う方法は？

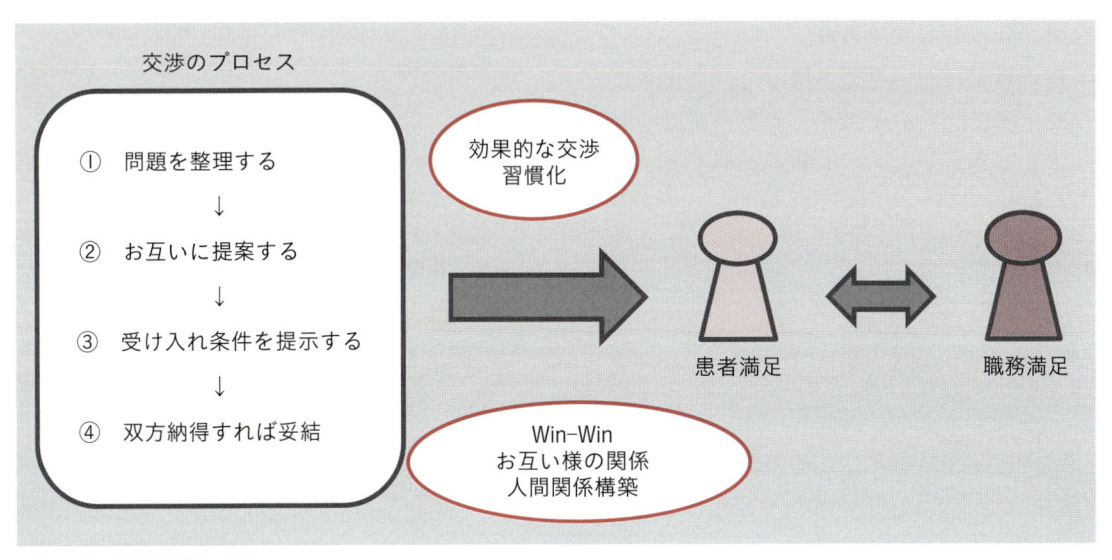

図1 交渉のプロセス

交渉のプロセス
① 問題を整理する
↓
② お互いに提案する
↓
③ 受け入れ条件を提示する
↓
④ 双方納得すれば妥結

効果的な交渉 習慣化

Win-Win お互い様の関係 人間関係構築

患者満足 ⇔ 職務満足

実践ストーリー

実践1：毎朝，各病棟の空床状況，看護必要度，入退院患者数など事務部から発信される統計データを共有し，入院受け入れ順位を確認しておく．

実践2：ケアの質を担保し，効率よく業務が行えるように業務の標準化や部署間の連携の強化，知識の習得を行う．

実践3：医師や病棟の看護師長からベッドコントロールを依頼された場合は，入院患者状況を把握し，迅速な受け入れを実現させるよう，交渉を行う．スタッフが納得して受けてくれるようなマネジメント力，コミュニケーション能力を身につける．

実践1，2は情報共有や業務・教育の視点でマネジメントする．そして実践3では，考えていることを積極的に伝え双方の意見を尊重しながら，交渉を行う．

問題解決の図式化

交渉のプロセスは図1に示す．習慣化することは，コミュニケーション能力を身につけるための実践となる．アサーティブコミュニケーションを心がける．

かかわり方のスキル

病院の運営方針に沿った取り組み，システム整備やチーム医療の実戦により効率の良いベッドコントロールができているが，さらにそれぞれの立場で問題意識を持って提案や意見を発信することは組織にとって重要である．

交渉とは，お互いの利益を高め折り合いをつける相互作用である．交渉の基本を学んでもすぐにうまく実践できるわけではなく，経験を積み重ね実践することで，確実に身についていくものである．そして，ベッドコントロール交渉がストレスにならないよう，適切なコミュニケーションで困難な交渉も投げ出さず粘り強く行う．

さらに，「この間は入院を受けてもらったので，今回は入院を受けます」というように，「お互い様の原則」で交渉し合える協力関係

155

を築くことも必要である．

　看護のぶれない考えを持って，さまざまな交渉に柔軟に対応するとともに，看護管理のスキルを高めていくことも必要である．

● 参考文献
1) 平田京子, 川合栄子, 井上幸子：看護師長をどう選び育てるか. 看護管理17 (10)：835, 2007
2) 佐藤久美子：「ベッドコントロールがうまくいく」ってどういうこと？　Nursing Business 6 (2)：8-10, 2012
3) 稲田久美子, 任　和子：看護管理のスキル. 基礎看護学 看護管理, 第1版, メディカ出版, 2008
4) 渡辺　徹, 北浦暁子：実践交渉力講座 渡辺ゼミ基礎編. 看護管理21 (6)：512, 2011

索　引

欧文索引

5S 活動	65
BSC	73
DESC 話法	60
FISH 理論	49
NIOSH の職業性ストレスモデル	43
PDCA サイクル	11, 31, 105
PDCA スパイラルアップ	11
PM 理論	19
SMART	71
SWOT 分析	117
X 理論	72
Y 理論	72

和文索引

あ行

アウトブレイク	135
アサーション	58
アセスメント	11
医師との関係性	141
医療事故	26, 132
医療の質評価	5
インシデント	132
エンパワーメント	54

か行

改革	30
会議	38, 143
改善	30
看護過程	10
看護観	3, 13
看護管理者の業務	3
看護業務基準	3
感染対策	135
感染のアウトブレイク	135
期待理論	72
キャリアアンカー	77
キャリアサバイバル	77
キャリアパス	80
キャリア発達理論	75
業務改善	9
勤務形態	116
クリニカルラダー	84
グループマネジメント	34
経験学習	113
権威勾配	28
現状分析	11
交渉スキル	61
コーチング	21
個人目標	104
コンピテンシー	84

さ行

残業	119
時間外勤務	119
時間管理	45
質改善	7
情報提供・活用	125
職業性ストレスモデル	43
職業的発達理論	77
職場環境の 5S	65
ジョハリの窓	115
人材	8, 63
人材育成	8
スイスチーズ・モデル	26
ストレスマネジメント	42
スノーボール・モデル	26
専門看護師	81, 151
専門職スタッフのマネジメント	151
組織コマ	57
組織的リスクマネジメント	26
組織内キャリア発達理論	77
組織の変革	30
組織文化	3, 101
組織目標	104

た行

退職（離職）	3, 50, 96, 99, 107
タイムマネジメント	45
チーム医療	148
中堅スタッフ	96
中途採用	107
ティーチング	24
ドナベディアン	5
ドラッカー	18, 34, 69

な行

ナイチンゲール	2
人間関係	113
認定看護管理者	11, 82
認定看護師	82, 151

は行

ハーズバーグ理論	36
パートナーシップ・ナーシング・システム	146
バランスト・スコアカード	73
評価指標の設定	11
標準クリニカルラダー	85
病床稼働率	154
病棟目標	128
病棟問題	132, 135
ファーストアプローチ	99
フィードバック	56, 78
フィッシュ理論	49
プリセプターシップ	78
ブレーンストーミング	11

索 引

分布	7
ベッドコントロール	154
ベナー	87
変革	30
ポジティブ・フィードバック	56
ボスマネジメント	37

ま行

マズローの欲求5段階説	36
マニュアル類	6
ミーティング	38, 143
面接	23, 138
メンタリング行動	78
目標管理	69, 104, 110, 128
目標設定の目的（SMART）	71
目標設定理論	71
モチベーション	35, 49, 122
問題解決過程	10

や行

役割分担	116

ら行

リーダー育成	102
リーダーシップ	16, 28, 31
離職（退職）	3, 50, 96, 99, 107
リスクマネージャー	28
リスクマネジメント	26
リフレクション	113

わ行

ワークライフバランス	89
ワンベスト	67

病棟マネジメントに役立つ！　みんなの看護管理

| 2013 年 6 月 1 日　第 1 刷発行 | 編集者　任　和子 |
| 2022 年 2 月 25 日　第 4 刷発行 | 発行者　小立健太 |

発行所　株式会社　南江堂
〒113-8410　東京都文京区本郷三丁目42番6号
☎(出版)03-3811-7189　(営業)03-3811-7239
ホームページ　https://www.nankodo.co.jp/
印刷・製本　三美印刷

© Nankodo Co., Ltd., 2013

定価は表紙に表示してあります．
落丁・乱丁の場合はお取り替えいたします．

Printed and Bound in Japan
ISBN 978-4-524-26858-0

本書の無断複写を禁じます．
JCOPY〈出版者著作権管理機構　委託出版物〉

本書の無断複写は，著作権法上での例外を除き，禁じられています．複写される場合は，そのつど事前に，出版者著作権管理機構(TEL 03-5244-5088，FAX 03-5244-5089，e-mail: info@jcopy.or.jp)の許諾を得てください．

本書をスキャン，デジタルデータ化するなどの複製を無許諾で行う行為は，著作権法上での限られた例外（「私的使用のための複製」など）を除き禁じられています．大学，病院，企業などにおいて，内部的に業務上使用する目的で上記の行為を行うことは私的使用には該当せず違法です．また私的使用のためであっても，代行業者等の第三者に依頼して上記の行為を行うことは違法です．

南江堂　関連書籍のご案内

看護の教育・実践にいかす リフレクション
豊かな看護を拓く鍵

著 田村由美／池西悦子

看護領域でのリフレクションの第一人者である著者らによる「看護のリフレクション」の本邦初となる本格的なテキスト．豊富な文献レビューを基に基礎理論を整理し，看護実践の質向上とリフレクションの関係を明確にした理論編と，学校や施設での現任教育におけるリフレクション学習の意義や方法，具体的なトレーニングやアセスメントを記載した実践編の2部構成．

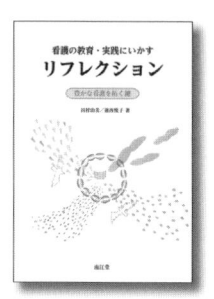

A5判・206頁　2014.12.　ISBN978-4-524-26765-1
定価3,080円（本体2,800円＋税10％）

頑張るナース・対人援助職のための "読む"こころのサプリ

著 宇野さつき

「バタバタと忙しくて疲れている」「一生懸命に関わっているのに，相手に拒否された」「部下，スタッフをうまく育てたい」…本書では，あなたの症状にピッタリなサプリメント（実践的なワーク）を紹介．仕事，子育て，対人関係，キャリアアップに悩みながら頑張るナース・対人援助職の"こころの健康"をサポートします．よりよい人間関係づくり，ワークライフバランスの向上，モチベーションアップによく効く「サプリ」です．

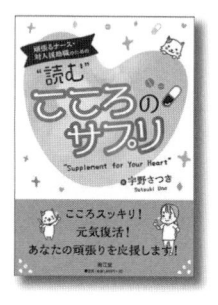

A5判・146頁　2020.2.　ISBN978-4-524-22522-4
定価1,980円（本体1,800円＋税10％）

ケアを可視化！ 中範囲理論・看護モデル
事例を読み解く型紙

編集 荒尾晴恵

事例報告書の作成にも活用できる中範囲理論・看護モデルを複数紹介．教科書的に知識を詰め込むのではなく，事例を通して理論の使いかたを学ぶことで，はじめてでも無理なく事例分析が始められる．「どの理論をどう使えばよいかわからない」と悩む理論初学者に最適な一冊．

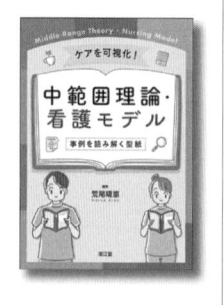

B5判・220頁　2021.3.　ISBN978-4-524-24661-8
定価3,300円（本体3,000円＋税10％）

新装版 ナースのためのWeb音源による 呼吸音聴診トレーニング

編集 米丸　亮／櫻井利江

あの好評書がWeb音源版になって帰ってきた！正常呼吸音から，副雑音，病態別呼吸音，治療・処置に伴う呼吸音の変化まで－"実際の呼吸音"を収録した貴重な33音源（ナレーション付き）がスマホ片手にどこでも聴ける．ナースのアセスメント場面に即して，この呼吸音でどのような病態が考えられるか，この病態でどのような呼吸音が聴かれるか，の双方向の視点が自然と身につく呼吸音聴診教材の決定版．

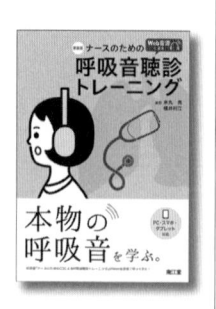

B5判・130頁　2019.5.　ISBN978-4-524-22584-2
定価4,180円（本体3,800円＋税10％）

南江堂　〒113-8410　東京都文京区本郷三丁目42-6（営業）TEL 03-3811-7239　FAX 03-3811-7230